あなたの“おブス”は腸のせい!?

小腸ヨガサロンKr*pa
(株)腸能力開発機構 代表
原田 理恵子

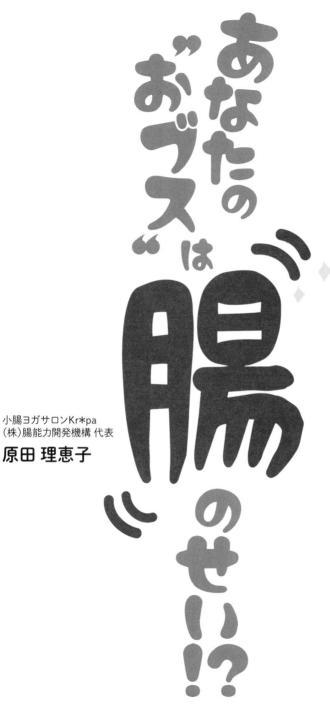

はじめに

「腸内環境を整えよう！」

私の友人に、急病によって入院生活を余儀なくされた方がいました。その友人は学校の先生で、しばらく休職していましたが職場は大混乱。

というのも、その方のデスク回りは仕事に追われて整理整頓できておらず、書類が山積み……。どこに何があるのか本人ですらわからない状態だったために、仕事の引き継ぎ作業が全くできなかったそうです。

今の時代、仕事は一人で抱え込まずに共有することが大切です。誰が見てもどこに何があるのかわかりやすく、いざという時に備えて「ここに大切なものを置いていますよ」と、誰かに伝えられる準備をすることが必要です。

本書をお読みのあなたは、職場のデスクは綺麗に整理整頓されていますか？

お部屋やクローゼットの中はどうでしょう？

お部屋の掃除をしている最中にアルバムが目に入り、思い出に浸ってしまって結局片付かない……!!

そんな経験はありませんか？

掃除する以前で止まってしまう方もいらっしゃるかもしれません。どうやって

はじめに

片付けようかと部屋を見渡した時点で嫌になってしまって、部屋の掃除から逃げてしまう……。

これ、実は全部「腸」が原因なのです！

腸が汚れていると集中力が低下します。片付けをしていても他のことに気が散ってしまい、途中で作業を投げ出したくなってしまうのです。

私はこれまでに、10000回以上の方の「腸」と向き合ってきました。小腸ヨガサロン『Kr＊pa（クリパー）』の代表として、さまざまなお客様を見てきてわかったことがあります。それは、

「排泄ができなくなったら命取りになる」ということです。

排泄状況が悪くなると、身体の中のあらゆる機能が低下します。免疫力が低下して風邪をひきやすくなります。栄養が身体に行き渡らなくなり、肌荒れなどの疾患症状が起こります。脂肪の燃焼効率が悪くなって肥満体質になり、有毒ガスが体内を巡ることで口臭や体臭がきつくなってしまいます。便秘や下痢を繰り返し、生活習慣病につながるケースも稀《まれ》ではありません。

先に紹介した学校の先生が入院した原因は「腸」でした。腸に溜まった未消化物が腐敗して、身体のあらゆる不調につながっていたのです。

その方は退院後、私の経営する小腸ヨガサロンにいらっしゃいました。

施術の後、腸がすっかりきれいになり、職場のデスクをはじめ、身の回りの整理整頓がスムーズに進んでいったそうです。

腸の状態が整うと、セロトニンが大量に分泌されて他人に寛容になるというデータもあります。

実際、サロンにいらっしゃったお客様を見ても全くその通りだと思います。

「ギクシャクしていた夫婦の会話が増えて、夫婦関係性が良くなった」

「気持ちが大らかになって、子どもを叱り付けなくなった」

私のサロンでは、お客様から喜びの声を続々といただいています。

「腸内環境を整えよう！」

私はこう信じています。

腸が変われば身体が変わる！
腸が変われば心が変わる！
腸はあなたの未来を変える！

これからの時代を腸♡Ｈａｐｐｙに生き抜くために、本書では、腸を整えることで起こったＨａｐｐｙで不思議な体験談と、誰もが今すぐできる『本気の腸活』をご紹介します。

目次

第4章 何を入れるかよりも、どう出すか 127

第1章

あなたの“おブズ”は腸のせい

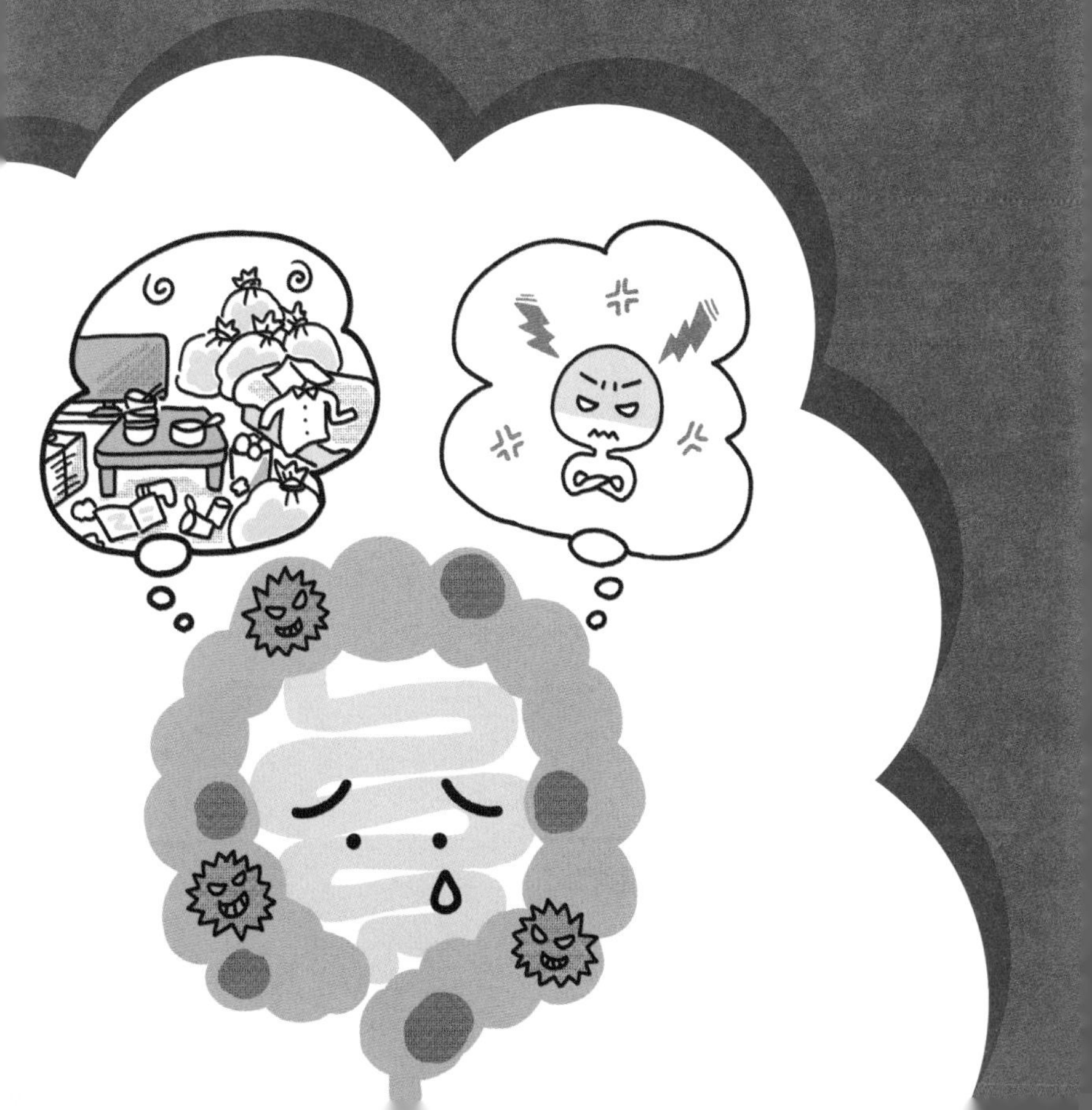

① 断捨離できずに、腸山積み…

皆さんは本物のゴミ屋敷を見たことはありますか？

私はボランティア活動を通して、何度かゴミ屋敷の断捨離を支援した経験があります。その経験の中で、玄関の扉を開けても中が見えないくらいに荷物やゴミに囲まれていて、裏口の窓から出入りされていた親子に出会いました。

今まで多くの方がこの親子にゴミを捨てるように促していましたが、門前払いにされて一向に改善の気配はない。

さらにこの親子はさまざまな疾患を抱え、何かトラブルがあると精神的にパニックを起こし、周囲の住民はお手上げ状態でした。

私がお話をした時も、ゴミを片付けることをとにかく嫌がっていました。どんなアプローチをしても聞く耳を持ってくれない……。

ゴミの片付けは諦めて、身体の不調について尋ねることにしました。すると、10日の便秘は当たり前。息子さんも便秘傾向が強く、下痢と便秘の両方を繰り返している状況でした。風呂場が使えないので入浴もできない。腐ったゴミの臭いや不快感にも、玄関から出入りできないことにも慣れてしまっているという、どうしようもない所まで追い込まれていました。

便秘の方は、集中力や注意力、計画を立てて遂行する力が欠如する傾向にあります。これは、腸に溜まった便が腐敗し、そこから出る毒素によって脳の働きを悪くしているから。前頭葉の高次脳機能を司《つかさど》る部分に酸素を送っているにも関わらず、空回りの状態になってしまうのです。その結果、物事を遂行する集中力が発揮されず、計画を立てることが困難になります。

そして脳はストレスに弱いため、すぐに快楽ホルモンを出せる安心安全な場所に逃げるようになります。環境の変化は脳にとっては不快のサインです。

この親子にとっては、片付けのことを考えることは、自分にはできそうもない難しいこと。その不快なことを考える時間が苦痛となり、現状維持を求める脳がゴミ屋敷の中での生活が快適なのだと身体に信号を送ります。負のスパイラルを食い止めるべく、まずは便秘の解消に努めることにしました。

便秘が楽になると、親子の表情が変わり始めました。笑顔を見せて、心を開いて会話をしてくれるようになりました。パニックを起こすことも少なくなり、自分たちの意思もきちんと伝えてくれるようになりました。

排便のコントロールがうまく回り出すと、生活に希望が出てきたのか、ゴミの片付けに意欲を持つようになりました。そして訪問を繰り返して入浴ができる状態にまで辿り着いた時、裏口の窓ではなく玄関から私を迎えてくれるようになりました。

断捨離については、他にもたくさんの例があります。

私が運営する小腸ヨガサロンのお客様に、肉親が山積みにした荷物に苦しめられている方がいらっしゃいました。

その方は、肉親の残した荷物が山積みとなっている家屋に住んでいました。何がどこにあるのかもさっぱりわからない状況で、片付けないといけないと頭ではわかっているのに動けない。意を決して片付けを試みても全く捗《はかど》らず、何年もの間悩み続けていたそうです。

その方は、ガスで腸がパンパンになり、お腹は常に張って硬い状態になっていました。さらに慢性的な肩こりやあらゆる不快な症状が続き、何か悪い病気ではないかと病院に行っても異常は発見されずスッキリしない……。家に帰ると荷物のことが気がかりで、余計ストレスを溜めてしまうという悪循環が起きていました。

施術の結果、そのお客様の小腸大腸にはびっしりと宿便が溜まっていることがわかりました。小腸もみサロンに通って宿便を排泄させ、腸内を整えていくことで、隙間時間に少しずつ片付けができるようになっていきました。

さらにこの方は味覚まで変わり、以前は大好きだった冷凍餃子を食べても美味しいと感じなくなったそうです。腸の宿便を出すことで、小腸にある味覚センサーが元気になり、身体にとってゴミになりやすいものは取り込まない体質に変わったのです。


皆さんの身の回りは、いつも何がどこにあるか一目瞭然のスッキリした空間になっているでしょうか？

今すぐ使わないけれども、いつか使うかもしれないと溜め込んでいるものがあったら。

無駄なものだと薄々気が付いているものを部屋の中で見かけたら。
どこに何があったのかさえわからなくなるほど、デスクの上に書類が積み重ねられてきてしまったら。

まずは腸をきれいにしてください。

元気ハツラツな自分を作り出せるのは、腸の環境を整えることからはじまります。

❷ 文句ばかりの、腸ひねくれもの…

2017年から今まで、私は『小腸ヨガサロン』で腸を整えるための小腸もみをおこなってきました。私は施術の最中に「お客様の腸と対話」をしています。

腸はその硬さや変形の仕方、ガスの溜まり方や弾力の弱さなどを通じて、さまざまなメッセージを送っています。約10000回以上腸と向き合う中で、気付いたことがあります。

それは、「人の性格は、腸の状態によって決まっている」ということです。

例えば、不平不満を常に口にしている方、出来事を人のせいにしがちな方、自分の損得を優先するケチな方は、腸にべったりとした汚れが張り付いている場合がほとんどです。特にそのような方の腸は歪《いびつ》に変形しており、腸が筋肉に癒着して、ごちゃごちゃとしている印象があります。

このような方の小腸もみをしていると、腸が癒着している箇所に細かいゴミが溜まっていて、腸全体が固まってしまっていることがわかります。たとえるのであれば、自転車のゴムタイヤが長年お日様にあたった状態で放置され、硬くなったような状態です。腸に柔軟性がなく蠕動《ぜんどう》運動といわれる尺取り虫のような自由な動きもできないので、排泄状況が悪く、下痢症状が続いてしまいます。

小腸ヨガサロンに来られたお客様の中にも、このような方はたくさんいらっしゃいます。会話の中のほとんどが仕事の愚痴や、他人の悪口などネガティブな発言ばかり。けれども、施術を続けて腸内環境を整えると、前向きな発言が多くなっていきます。そして、他人を気遣い、自分は身勝手なところがあるから気を付けないといけないと、自身の個性を良くも悪くも認められるようになります。前向きに物事を捉えるようになり、今までできなかったことにチャレンジするなどの変化が表れる方も多数いらっしゃいます。

あなたの性格が悪いのは、あなたが悪いのではありません。
あなたの腸に問題があるのです。

③不調な時に食べなさい！　は腸ナンセンス！

「食べないと元気は出ないよ。食べなさい」

風邪をひくなど体調がすぐれない時、よく聞く言葉だと思います。声をかけた方からすれば、その人のことを思っての優しい気持ちの表れなのですが……。

体調がすぐれない時は、腸も同じように弱っています。食べたくても食べられない、でも、食べることを断ったら悪い気もする……。言われた本人は、実はとっても辛い思いをしています。

「食べなさい」と促してくる方は、昔の古き良き日本の時代を過ごしてきた方たちの教えに沿っているのだと思います。昔の日本人は起床時間が早く、各家庭で自分たちが口にするものは自分たちで作っていました。農作業のために早朝から身体を動かして野菜や米などを作り、太陽や空気や水の恩恵を受けて過ごしていたのです。

良く身体を動かす習慣があった昔の人は、体温も消化機能も上がった状態で食事を摂っていました。消化も良く、小柄ではあるものの米俵を何俵も背負えるほどの筋力があったのです。現代のような肥満によって体型が崩れた人も少なかったのです。

私たちの今の生活はどうでしょうか？

自然から離れ、添加物に塗《まみ》れたものを購入して食べることが大半で、体温も消化機能も低いまま加工食品を大量に摂取しています。身体を動かさなくても食糧は容易に手に入ります。食生活、生活習慣の全てが変わってしまっています。


また、人が活動している日中と、寝て休んでいる時では腸の動きは異なります。

本能的に、腸が動きやすいように自分を休めるということを知っているのです。

それと同じように、身体の調子が良い時と、弱っている時とでは腸の動きは異なります。


身体が弱っている時は体温が下がり、消化機能が低下します。むやみに身体の負担になるものを食べてしまうと、消化のためのエネルギーが奪われ、病気を回復させるためのエネルギーも減ってしまうのです。つまり人間には、消化器官を労《いたわ》る時間が必要なのです。

消化能力が低下している人に必要なのは、腸の休養です。

不調を訴える人に「食べないと元気が出ないよ」と言うことは腸ナンセンス！なのです。

4 本当に美しい人は見た目も中身も腸キレイ！

特別な美容液も化粧品も、自然界にはもともと存在しない人工物です。

年齢を問わず、美しい女性が増えていると感じていますが……一見とても美しい方でも、例えば隠れたところの皮膚の粘膜や、健康状態、思考など、腸の〝おブス〟が端々に出てしまっています。

見た目はとっても綺麗な方でも、自分のことだけしか考えられない思考の持ち主は、生活の雑さが垣間見えてしまうことが多々あります。

高価な化粧品で外面を磨いても、高いサプリメントを摂っていても、常に排毒をして身体の中のエネルギーを高めておかないと、美しく健康であり続けることは困難なのです。

外面も内面も本当に美しい方は、姿勢や所作をどれだけ美しくするかにこだわっています。日常生活の中で、食事の時間を特に大切にして、普段の歩き方などの身のこなし、周囲の人との接し方に気を遣っています。

このような方はやはり腸も柔らかく、しっかり排毒できているので、心から自分を愛でることができ、人間関係も良好になります。

「本物の美は、道具やサプリメントに頼らなくても生み出せる」

身体を美しく保つ秘訣は、昔から形を変えながらでも存在していて、実は普遍的でシンプルなものなのです。

「健全なる体を心掛けるものは、完全なる排泄を心掛けねばならない」

紀元前、医学の父と呼ばれるヒポクラテスの言葉です。

「健全なる体」とは、身体が健康であればそれに伴って精神も健全であるということと定義されています。つまり、健康で見た目が美しいのに、性格だけが悪いということはあり得ないということです。そして本物の健康には、やはり「排泄」が大切であると、紀元前からわかっていたのです。

腸に宿便が山積みになっていると、体型が崩れ、腸のむくみで各臓器が押し出されて本来あるべき位置から外れてしまいます。すると身体全体の機能が低下して、栄養吸収も悪くなるのです。このような状況下では、本来自分が持つパフォーマンスは出しにくく、健全な身体は作れません。

まずは基本を忘れず、ヒポクラテスの言葉「完全なる排泄」を丁寧に行うこと。それこそが私たちが生きていくうえで、どんな状況になっても切り離せないことなのです。

本物の美しさとは、何か道具を使ったり、高価なものをプラスすることではありません。いかに無駄を丁寧に省き、マイナスしていくかが大切です。

そして、本当に美しい人は、腸も柔らかく腸キレイなのです。

5 言いたいことが言えず、腸モヤっと…

私たちが生きるうえで避けて通れないのが「人間関係」です。
人間関係で悩んでいる方は、小腸を整えて排便回数を増やす努力をすると自然に良くなります。

「え？　人間関係と腸が関係あるの？」

と、疑問の声が聞こえてきそうですが……。

長年人間関係で悩みを抱え、言いたいことを言えずにストレスを溜め込んできた腸は、健気《けなげ》に私たちの身体（宿主）を守ってくれています。腸管免疫が抗体を送り、あらゆる知恵を絞って毒性のウイルスと戦いながら、生命維持のために働き続けています。

けれども腸が頑張り続けても、食生活や生活リズムが乱れるとその効果は激減。交感神経が優位になり、腸が張り詰めてがちがちに硬くなります。さらに、腸内で腐敗した宿便は思考に影響するようになります。人間関係で悩みを持っている時には、

「これを言ったらあの人を傷つけるかも……」

「どうせ言っても聞いてくれないから言わないでおこう……」

「波風立てたくない……」

など、自分の感情を素直に外に出せなくなりがちです。

ネガティブもポジティブも、天使の私も悪魔の私も、全部腸のせいなのです。


小腸ヨガサロンに通ってくださっているお客様の中に、溜まったゴミ（宿便）を出していった結果、不思議と自分なりの表現で言いたいことが言えるようになったとおっしゃる方がいました。

「どうしても解決できない問題も、良い案がパッと浮かんで軌道修正できるようになった」

「以前は解決しようのない問題にも、わざわざ首を突っ込んでしまっていたけど……それがなくなり、無駄なストレスを抱えずに済んでいる」

ゴミだらけでモヤッとしていた腸が元気に動き出し、長年のドロドロした感情も嘘のように流れていくのです。

こうなると腸♡ご機嫌で毎日を過ごせますよね。

COLUMN 1

『どんなダイエット法もうまくいかなかったのに…!!』

あらゆる健康法や施術を経験されて、ジム通いもしてトレーニングも頑張っておられた方のケースです。

どんなダイエット法も一向に効果が出ないので、私の小腸ヨガサロンの小腸もみを受けにお越しくださいました。

私は今までに、延べ10000回以上、さまざまな方の腸と対話をしてきました。腸をもむと、水の摂取状況や食べているもの、さらにはその方の性格までもわかってしまいます。

「お腹を触ったらそんなことがわかるの？」

「性格や食べているものもばれちゃうの？」

そうなのです。あなたのことも、小腸もみをおこなえば全てお見通しです!!

けれどもそれは、私に特別な力があるからではありません。それくらい腸は賢く、ちゃんとメッセージを伝えてくれているのです。

さて、話を戻します。小腸もみでキレイになられたこの方は、飲食店を経営されていました。

初めての施術で腸と対話をした時、こんな声が聞こえてきました。

「バイトなんかに仕事を任せられない……なんでも私がやった方が早い！」

お水を飲むどころか、トイレに行く暇もないくらいに忙しく働いている様子が想像できました。食事はもちろん噛んで味わう暇もない……。腸はパンパンに張り詰めていて、身動きが取れないくらいストレスフルな状態でした。

お水の摂り方をお伝えして、仕事で抱えているストレスは、腸に溜まった宿便が原因であることをお伝えしました。何もかも自分でやらないと気が済まないという意固地な部分が、宿便となって腸に溜まっていたのです。

周りの人を信頼して仕事を任せ、自分に「暇」を与えて、行きたい時にトイレに行きましょうとお伝えしました。

「暇」という字には、自分に隙間を与えることによって「お日様が入ってくる」という意味があるそうです。

水も飲めずトイレにも行けないほど、なんとしてもやらないといけない仕事が本当に存在するのでしょうか。余裕を持つと、案外仕事もうまく回りだします。排便のタイミングを逃すこともなくなり、腸が毒素を出す機会が増えて自由になります。排便のサイクルも整って、身体が動きやすくなるのです。

お客様は「体調のことだけでなく、なぜ私が普段考えていることまでわかるの？」とびっくりされていましたが……それくらい腸は正直で賢いのです。

その日、お客様は帰宅してから何度も排便があり、ずっと続いていた下痢症状がスッと治ったそうです。また、私がお伝えしたことを素直に実践したところ、次にお会いした時には5kgも痩せてスッキリした表情になっていました。

そして今では、アルバイトスタッフに多くの仕事を任せて、自分の趣味や休暇をしっかり楽しんでいるそうです。

このお客様がどんなダイエット法を試みても痩せなかったのは、「体重だけにこだわっていた」から。

さまざまな健康法やトレーニングを試しても、お腹のぽっこり感や腸のトラブルから抜け出せなかったのは、根本的な方法が違っていたから。宿便を出さないと、重みで下垂《かすい》した腸の位置は正しい位置に戻りません。どんなに運動を頑張っても、下腹がきれいにへこむという目的は達成できない方が大多数なのです。

根本の見ている所が違えば、当然答えも変わります。腸に溜まった宿便を出せば、それだけできれいにお腹はへこみます。そのあとに腹筋や筋トレをおこなえば、理想の体型を手に入れることができるでしょう。

第2章

あなたの身体が教えてくれる“おブス”注意報

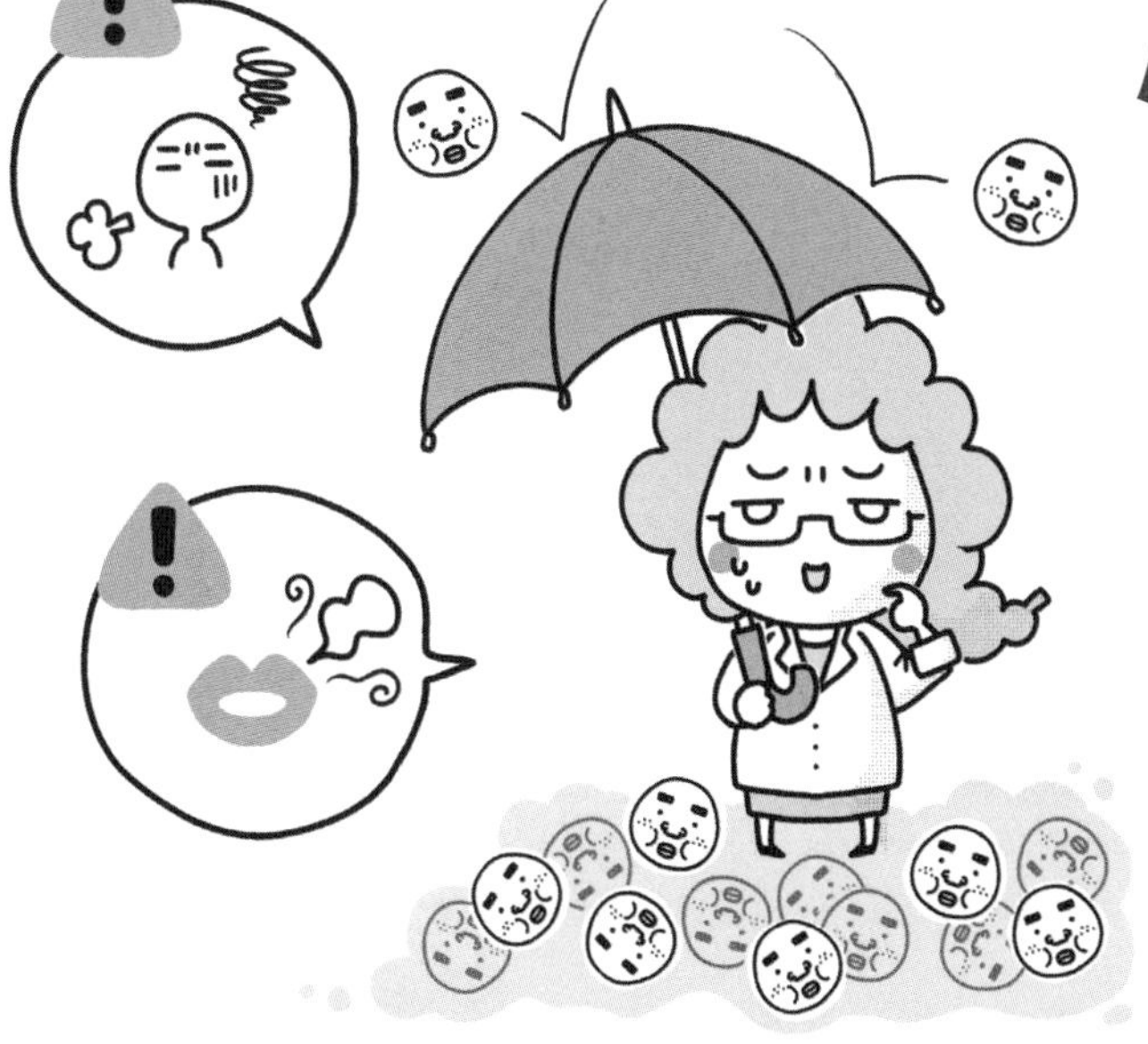

1 排泄物に注意せよ！

第1章では、私たちのさまざまな感情や行動が、腸のコンディションとそっくりそのままであること。そして、長年溜まったトラウマのような宿便を出せば、性格や行動まで変わってしまうという例をご紹介しました。

本章では、自分の身体の現在地を知る手段として、『観便（かんべん）』をオススメします！

観便とは、自身の排泄物を確認して体調を見ていくことです。排泄物で体調がわかるといっていいくらいに、しっかりと身体の中のサインが出ています。観便によって腸の不調を察知した場合は、今の生活習慣や今置かれている状況からすぐに離れましょう！

「毎日排便があるから大丈夫‼」

そう言われる方の中にも、お腹がぽっこり出ている方が多くいらっしゃいます。排泄回数の頻度が追い付いておらず、まだまだ燃やしきれずに行き場を失ったゴミがたくさん腸内にあるという証拠です。

目指すべきは1日3～4回の自然な排便です。腸内に排泄物や宿便が溜まっている方はもっと出しましょう。

理想の形は、バナナ状の長さのある便。色は黄土色で、トイレットペーパーでふき取り不要な状態でスッと出るのが理想です。

次ページの図は、便の形を表したもの（排泄ケアナビより）です。真ん中の普通便が前述の理想の形で、観便によって毎日数回この便が出るように日常のケアを続けていく必要があります。

便の形と警戒レベル

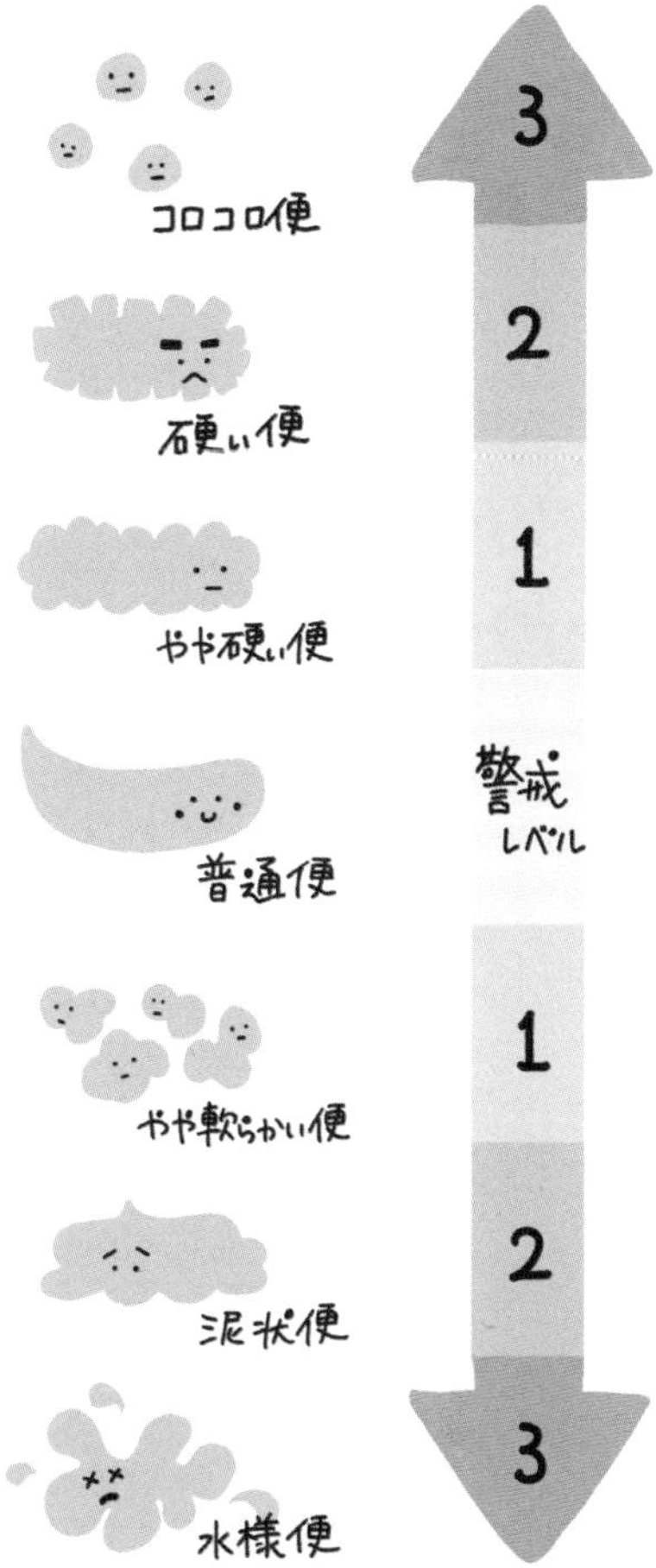

普通便から上下に一つずつずれるごとに、便の状態が悪くなり、警戒レベルが上がります。ここでは、警戒レベルごとにその状態を見ていきましょう。

◇警戒レベル1『やや硬い便』『やや軟らかい便』

症状：肥満、太れない、体力の低下、ガスがよく出る、便秘や下痢になって排便規則が乱れる時がある、朝布団からなかなか出られない、吹き出物が出るなど。

警戒レベル1⚠

腸《ちょ》っとの労りで腸ゴキゲンに

症状と対策

☑ 体力がない

・甘い菓子類・果物を控える

（ときどき）

☑ 便秘や下痢をする

・同じ時間にトイレに5分程度座る

☑ 肥満

・食生活の見直し

・毎日30分歩く（できれば朝日を浴びる時間に）

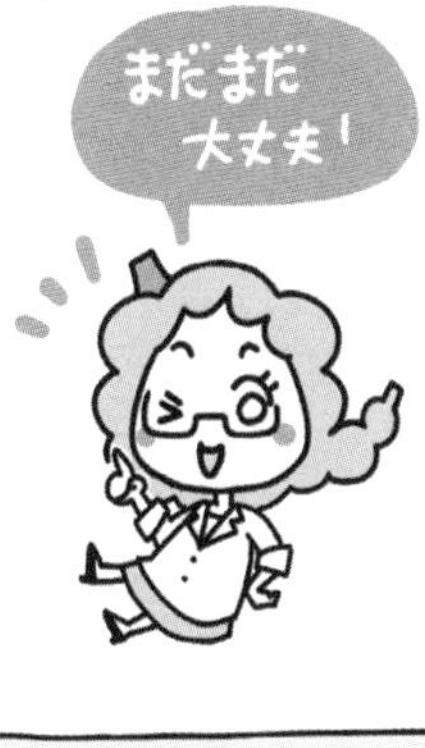

◇警戒レベル2『硬い便』『泥状便』

症状：お腹の張りや不快感、身体の冷えを感じる、皮膚の乾燥、しわが増える、吹き出物・口内炎ができやすくなる、判断力低下、不眠になる、朝スッキリ起きることができない、おならが臭い、疲れやすい、肥満、体重減少など。

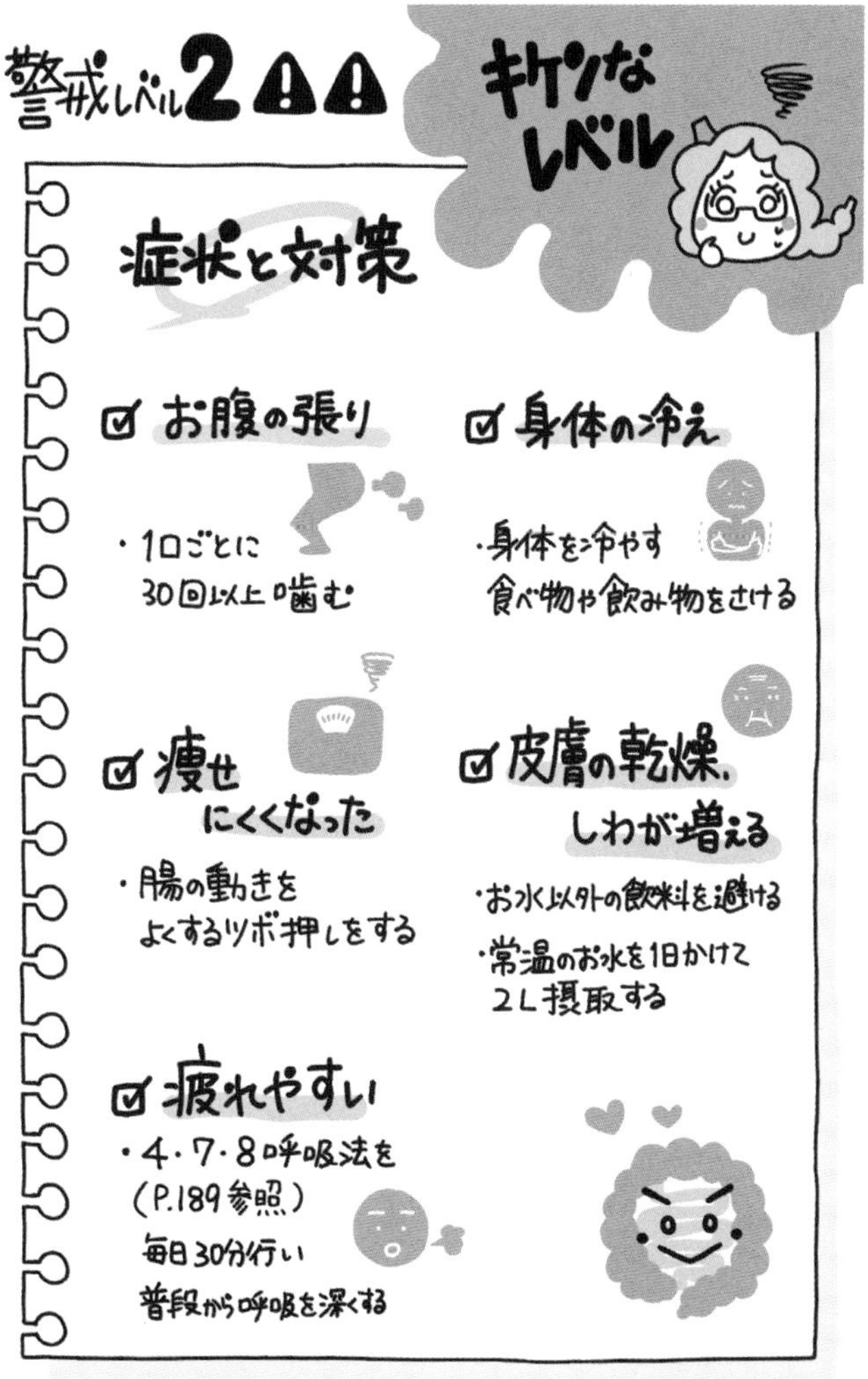
警戒レベル2
キケンなレベル
症状と対策
お腹の張り
・1口ごとに30回以上噛む
身体の冷え
・身体を冷やす食べ物や飲み物をさける
痩せにくくなった
・腸の動きをよくするツボ押しをする
皮膚の乾燥、しわが増える
・お水以外の飲料を避ける
・常温のお水を1日かけて2L摂取する
疲れやすい
・4・7・8呼吸法を（P.189参照）
毎日30分行い
普段から呼吸を深くする

◇**警戒レベル3『コロコロ便』『水様便』**

症状：いつもお腹の張りや胃腸の不快感がある、便秘や下痢が続く、便の色が悪い、アトピー・花粉症などのアレルギー症状や、皮膚が荒れる・吹き出物が治らないなどコンディションが悪い状態が継続する、いつも疲れている、体臭・口臭がきつくなる、寝起きの悪さ・気分の落ち込み・物忘れ・集中力の低下などの症状が出るなど。

警戒レベル3の期間が長引くほど、生活習慣病、ひいては過敏性腸症候群、パーキンソン病、脳卒中、心筋梗塞、がん、認知症などを引き起こす可能性が高くなります。すぐに現状の生活習慣からの回避が必要です！

警戒レベル3 ⚠⚠⚠ 腸キケン!

症状と対策

☑ 気分の落ち込み・物忘れ

・早寝・早起きを心がけ7時間は寝る

☑ アレルギー症状

・白い食べ物をさける
（白砂糖・乳製品・小麦類）

・甘い物・辛い物を控える

☑ 集中力の低下

・朝日を浴びる

・夜ごはんは就寝4時間前までに摂る

☑ 便の色が悪い 便秘・下痢が日常

・最低1ヶ月は生活スタイルを変える

・食物繊維を毎日摂る

☑ 体臭・口臭

・肉や魚など動物性たんぱく質を減らす

・揚げ物・炒め物を減らす

☑ 生活習慣病

・日にちが変わるまでに寝る

・お野菜中心の食事に変える

・お水を1日2L飲む

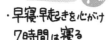

② 睡眠負債に注意せよ！

生活習慣改善の鍵は「睡眠」にあります。それは、腸は自律神経で働いているからです。

現代人の睡眠の悩みは「眠れない」ことよりも、「スッキリ起きることができない」ことであるというデータがあります。

18歳以下の睡眠クリニック受診者数の推移は年々増加傾向にあり、不登校が増えている理由の多くは「朝起きられない」となっています。つまり、学校に行きたいけれども、朝起きることができないから登校できない子が増えているのです。

身体のリズムで言うと、朝は排泄の時間。私たちが寝ている間にも、腸は休むことなく働いています。尺取り虫のような自由な動きで消化吸収をして、身体にとって不要なものや有毒なものを下へ下へ送るように活発に動いているのです。

私たちがリラックスしてしっかり睡眠をとれていると、副交感神経の働きが優位になり、腸の消化吸収の働きが活発になります。また、睡眠時にはメラトニンというホルモンが分泌され、抗酸化作用によって細胞の新陳代謝を促したり、疲れを取ってくれるために、病気の予防や老化防止に効果を発揮します。

睡眠がしっかりととれていると、消化吸収をしながら腸がきれいになり、翌朝の排便の状態が良好になり、ますます腸内環境が安定して睡眠の質が向上するという循環が生まれます。

諸説ありますが、私のサロンでは腸にとってベストな睡眠時間は7時間と推奨しています。パフォーマンスが最大限に上がり、腸内の毒素を70％以上排出できる排便につながります。

朝からしっかり排便があると毎日身体も心もスッキリ軽やかに動くことができます。ところが、排便がない便秘の状態が続くと朝スッキリ起きることができなかったり、何となく身体が重だるい状態が続きます。胃腸のあたりがスッキリしないといった方が増えているのは、朝から排毒がうまくいっていないということなのです。

便秘の原因の主なものとして、電気をつけたまま寝てしまう、スマートフォンやパソコンを寝ながら見ていてそのまま寝てしまう、ベッドや布団などの落ち着ける所で睡眠をとっていない、などが挙げられます。こうした状況では、副交感神経に切り替わらない状態で睡眠をとることになり、腸が活発に活動できる時間が短くなってしまいます。

日中は腸だけでなく、脳にも老廃物が溜まっています。しっかりとした睡眠がとれていないと、脳へのダメージが蓄積し、やがてアルツハイマー病などの疾患に結び付くというデータも出ています。

2017年には「睡眠負債」という言葉が新語・流行語大賞のトップテンに選ばれました。睡眠負債が積もり積もって不快な状態で過ごすのも、腸が整うことで睡眠も毎日、腸♡スッキリな状態で過ごすのも同じ人生。

腸おブスを続けるメリットはありません。睡眠負債には十分注意しましょう。

③ お腹の張りに注意せよ！

私のサロンに来店される方の中には、日常生活に支障をきたすような腸の症状を訴える方が時々いらっしゃいます。

その方は何年もあらゆる病院で検査や治療をしてきましたが、腸の状態は全く改善せず、悩みが年々深刻に……。

最近は不快感が日常的に続き、急な腹痛や下痢によって仕事どころではなくなってしまうとのことでした。

施術を行うと「腹部の張り」が顕著に見られました。現状の腸では消化しきれない、身体に合わない食べ物の影響を多大に受けていたのです。

ここで、腸の状態を想像していただきましょう。

生ごみをビニール袋に入れたまま、何十年も部屋の中に放置していたらどうなるかイメージしてみてください。

その生ごみは腐敗して異臭を放ち、ビニール袋は腐ったゴミが放つ有毒なガスで膨らんで、破裂寸前のような状態になります。部屋には悪臭が充満して、部屋全体がどんよりとした空間になるのではないでしょうか。

実は、腸の中でも同じことが起こっています。

身体の中のゴミを放置していると、腐敗して有毒ガスを発生させます。身体の中がどんよりとした状態では、ポジティブな考えにはなりにくく、この状態を解消しようというエネルギーは沸き起こりにくいのです。

この状況を打破しなければと頭ではわかっていても、一向に解決に向かえない。悪習慣を繰り返し、どのように対処するべきかわからなくなってしまいます。

このような状態は、もはや「腸のおブス注意報災害警戒レベル」です!

例え身体に良いものを取り入れても効果はありません。むしろ、消化にかかる栄養が不足してしまっているため、新しく取り込んだもの自体がマイナス要因に成り代わってしまうのです。

不快な症状の解消につぎ込むエネルギーがない、借金まみれの身体の状態が続きます。

負債が積もり積もったゴミ屋敷状態の体内を改善に向かわせる第一歩は、加えることではなく差し引くことです。

毎日少しずつ、丁寧にゴミ捨てを続けていきましょう。

私の行っている小腸ヨガでは、1日3〜4回の自然な排便ができる身体作りをしていきます。スムーズな排便ができていない方は2〜3日に1回の排便、場合によっては1週間、酷い方は1カ月も便秘をされている方がいらっしゃいます。

中には排便がないことに違和感がないまま過ごされて放置したため、腹部に激痛が起こり救急車で病院に運ばれるケースが実際にたくさんあるのです。

お腹の張りを感じたら、入れるのではなく出す！

排便を促し、宿便を排出して、腸内環境を整えることから始めましょう。

④ 肌荒れ・むくみに注意せよ！

肌荒れなどの皮膚の疾患症状やアレルギー症状などが酷くなった場合は、腸から警笛が鳴り響いているサインです。

私たち人間の身体は、口と肛門で外部とつながる1本の管なのです。管の途中で滞りが起こっていると、排便による排毒ができない状態になります。毒出しの70％以上は排便によるものです。排便が滞っている身体は、他の場所から毒出しをしようとします。

肌荒れ・むくみは、排毒の方法に困ったあなたの身体が、苦肉の策で皮膚から排毒をしている状態なのです。ただし、皮膚から排毒できるのはたった数%……。排毒効率が悪すぎて、症状はどんどん悪化していくのです。

腸の中でゴミは腐り、小腸が持つ身体を外部の敵から守るというパフォーマンスは下がります。さらに、あらゆる外敵から身を守る遮断機能も決壊してしまいます。

つまり皮膚に出る疾患症状は、まさに出口を失った毒が行き着いた結果なのです。

吹き出物やざらつき、赤み、イボ、ケガをしたわけでもないのに痣《あざ》ができたりする時は、腸の中が荒れ、炎症が酷くなっていると考えてください。

身体の表面に出てきた症状は、腸内で起こっていることと同じもの。いわば身体症状は腸内環境の鏡なのです。

皮膚の疾患症状が出た際の腸の中は、赤くただれて傷がむき出しの状態です。少し触れただけでもやけどに触れるくらいの痛みを感じる炎症を起こしているのです。

顔に傷ができれば、ばんそうこうを貼って保護できます。薬を塗って治したり、時には高い化粧品を使って見た目を誤魔化すこともできるでしょう。

けれども腸の場合はそうはいきません。まずは排便による毒出しをして、腸内環境をじっくり整えて修復させていくしか方法がないのです。

⑤水の飲み方に注意せよ！

腸を健康に保つためには、お水をうまく摂ることが大切です。

諸説あり、腸内環境を整えるには白湯を飲むのが良いと言われることもありますが……私のサロンでは「常温のお水（沸かさず、冷やしていないお水）」を推奨しています。

体温よりも高い温度のものを摂取すると、腸に負担がかかるだけでなく、長年続けると自分で体温を上げる力を失ってしまいます。

人の身体の半分以上は「水」でできています。例えば、腸の中にきれいなバラがあったとしたら、「常温のお水」以外をバラに与えてしまったらとたんに枯れてしまいます。

排便をスムーズにして、排毒する身体を作るために腸が欲しがっているのは常温のお水です。

冷たいお茶やジュース、氷水やキンキンに冷えた生ビール。あなたがそれらを飲んだ時は、その倍の量の常温のお水を飲むことをオススメします。

また、冷え性の方も注意が必要です。温かい飲み物を好む傾向にありますが、消化するのに負担がかかるため、症状の進行を助長してしまっている可能性があります。

身体が冷えてしまうことには原因があります。腸内に宿便があることで血液が汚れ、血管が硬くなり血流が悪くなります。さらに宿便が出す有害な毒素の影響で、腸のむくみが起こり、リンパ管や他の臓器にも負担がかかり、体温調整機能が低下してしまっているのです。

少しずつでも良いので、常温のお水を摂取するようシフトしてみてください。例えば1杯目は白湯を飲み、2杯目以降は常温のお水に変えてみるのも良いでしょう。

排便の回数が増え、宿便が出せるようになると、数カ月後には冷え性が気にならなくなる方が多くいらっしゃいます。

白湯から常温のお水に変えた時、飲みやすいと感じるまでには長い時間を要します。身体が慣れるまで、根気強く続けましょう。

腸の動きに、お水は重要なキーワードとなります。

COLUMN 2

日本と世界のトイレ事情

日本で生活していると想像しづらいことだとは思いますが、世界の中ではまだまだトイレのない国があります。世界では8人に1人は野外排泄をしていて、3人に1人は特定のトイレのない生活を送っています。

トイレを利用できない人口が世界で1番多い国はインドです。インド人全員が今あるトイレに並んだら、地球4周分になるくらいの行列ができてしまうと言われています。トイレが当たり前にある私たち日本人がいかに恵まれているかがわかりますよね。

他には、アフリカのエチオピアやチャドでは、トイレを利用できている人口の割合が10%に届いていません。

このような地域では水も不衛生になり、排泄状況も悪くなります。下痢性疾患で命を落とす子どもが世界中で1日800人もいると言われています。こちらも日本では考えられない状況ですよね。

世界には、日中はいやがらせを受けたり、身の危険が及ぶため、夜中に排泄できる場所を探しにいかなければならない人々がいるのです。

人類はみんな同じ時間しか与えられていないのに、これだけトイレ事情が異なるのです。

トイレットペーパーを使用しているのも、実は世界の人口の約3分の1です。紙で拭くという文化がなく、おしりを手で拭いている国や、トイレットペーパーがあってもトイレに直接流すのではなく、ゴミ箱に入れて処分をしている国が多いと言われています。

日本のトイレは機能も形もオシャレになっています。戦後の昭和の時代から、それまでは一般に広がらなかった洋式トイレの長い歴史を塗りかえ、革新的に洋式トイレの普及が進みました。今では観便できないくらいすぐに、自動で排泄物が流れてしまうトイレが多くなっています。

衛生的に整備がなされ、排泄物に含まれる病原菌に感染するリスクが劇的に減ったのは事実です。

けれども、トイレの技術の発展の中で、私たちが失ってしまっていることも多くありそうです。

大昔は、排泄は川の上にある木の台で行っていました。また排泄物は農作物の肥料として、貴重な品物として扱われていました。今は排泄物はゴミとして処理されていますが、糞尿が売り買いされていた時代があったのです。

糞尿は、いただいた命を使ってエネルギーを作り、身体にとって不要なものを自然界に返すという自然の法則から生まれたものです。

排泄物に対しての感謝の心も、私たちから忘れ去られてしまったのではないでしょうか。

アメリカやヨーロッパなどでも、トイレ事情は進化しています。けれども、温水洗浄便座や洗浄ノズルの普及率はそれほど高まってはいないのです。

実は、排泄の前後に温水洗浄便座の温水洗浄の使用を繰り返すことで、皮膚を弱酸性に保つ皮脂まではがしてしまうリスクがあると言われています。皮膚は本来、弱酸性に保たれている状態が良いのですが……。また、排泄後に拭き取るだけではなく、洗浄ノズルを使用して洗ってしまうことで必要な腸内細菌まで流してしまうようです。

皮膚の皮脂まではがれてしまうと、肛門周辺のトラブルも増えます。
温水洗浄は腸内細菌の環境を変えてしまう結果につながりやすく、その場合、免疫力の低下に直結します。良かれと思い、肛門の周辺を洗浄しすぎると反対にリスクがあるということなのです。

先進国で温水洗浄便座や洗浄ノズルの普及率が高まらない背景には、こうしたリスクがあることが懸念されているからだと言われています。

私たちは口と肛門でつながる1本の管。微生物とともに生きていて、腸内細菌の種類や仲間は多様であることが理想とされています。腸内細菌はたくさんいた方が良いのに、共存者や仲間をむやみやたらに温水洗浄で追い出す行為にはリスクもあり、自らを苦しめることにもなるのです。

もちろん、温水洗浄を使用してはいけないということではありません。使用時間や洗浄時の水圧、排便刺激のために使用しないなどの注意点を守れば問題ありません。

自動で水洗されるのは便利な機能でもありますが、ご自身の腸のために観便を行う場合には電源をオフに！

衛生面を重視するならば使用上の注意をよく読んで！

何事も利便性が上がることで、得られるものもあれば失うものもあります。

物事の多面性に目を向けて、腸内環境を整えるためのベストな選択をしていきましょう。

第3章

心と身体を整える！
小腸ヨガで腸♡Happy

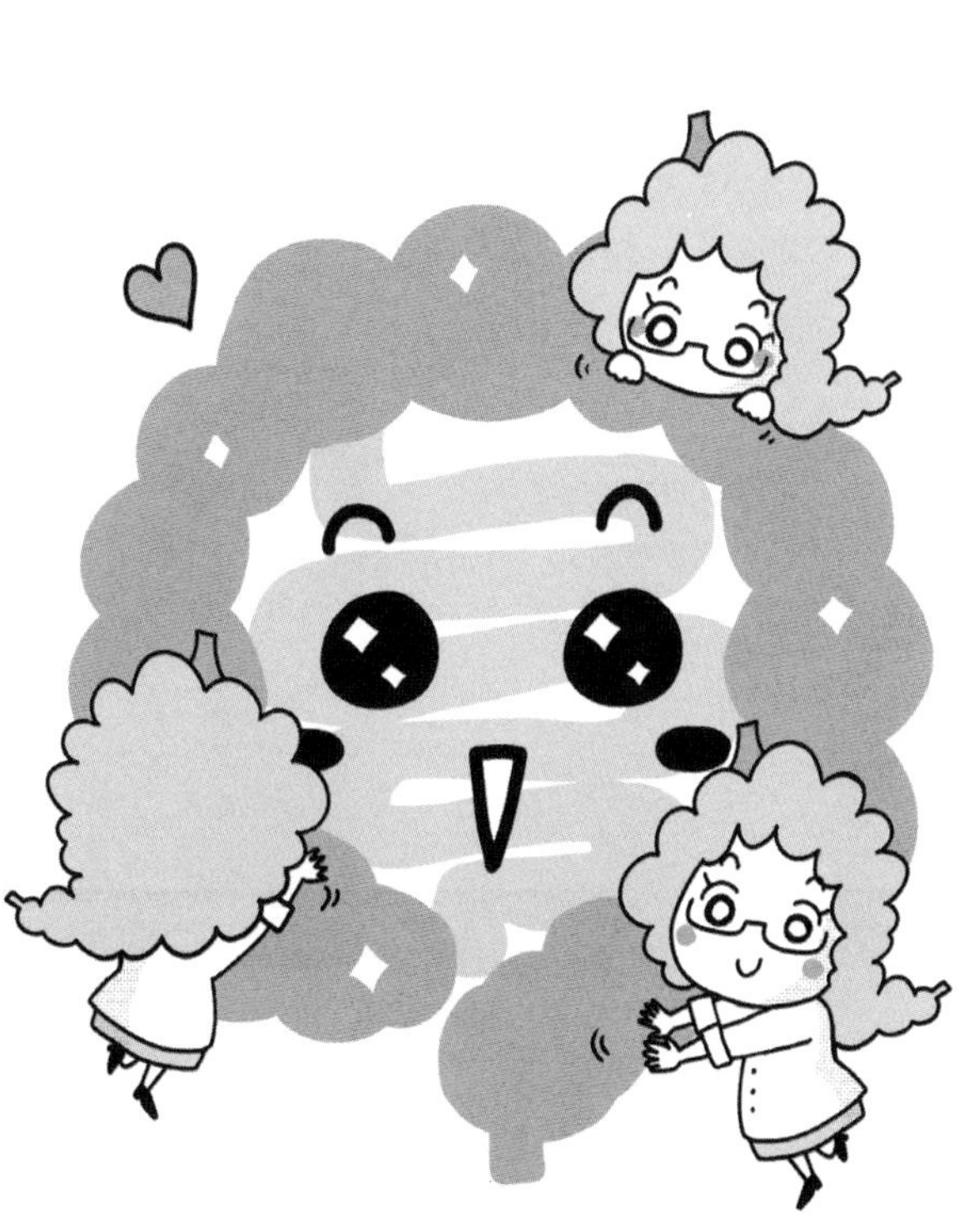

1 「小腸もみ」ではなく「小腸ヨガ」

私は大阪で小腸を整える小腸ヨガサロンも運営しているセラピストとして活動しています。

サロンの名前は『Kr＊pa』正式にはKripa（クリパー）と書き、サンスクリット語で『優しさ・深い共感』という意味があります。

「なぜ、小腸もみではなく、小腸ヨガと呼ぶのですか？」とよく聞かれます。

小腸ヨガと呼んでいる理由は、「身体と心を整えつなげる」ことを目的にしているからです。

「ヨガ」の語源となったサンスクリット語の「Ｙｕｊ（ユジュ）」という言葉は、牛や馬を車につなぐ軛（くびき）を意味しています。つまり「ヨガ」とは、「つなぐ」という意味を持つのです。

人間の身体には、ヨガの世界で「チャクラ」と呼ばれるエネルギーの出し入れをするポイントが7箇所あります。腸にこびり付いているゴミをきれいにすることで、血液がきれいになり、身体のコンディションも良くなり、チャクラがしっかりと開いていきます。

「腹を決める」という慣用句にも出てくるように、物事を決める時の腹とは、腸のことを指します。腸がきれいな状態であれば、チャクラが開いて思考がクリアになります。逆に腸が汚れた状態であるとチャクラが閉じて、エネルギーの出し入れが困難になります。すると思考や判断が鈍り、心の状態が徐々に悪くなってしまいます。

小腸ヨガでは、腸をきれいにすることでチャクラの開きをスムーズにします。これによってエネルギー循環を円滑にして、身体と心を整えつなげるのです。

「小腸もみ」と聞くと、「恐いな……お腹を触られるのって抵抗ある」と思われる方が多くいらっしゃるかもしれません。

今、腸もみは整骨院やエステでも取り入れられるなど、一種のブームになっています。オイルや道具を使用した腸もみや、聞くところによるとお腹の部分をたたくようなやり方もあるようで、方法は千差万別。

小腸ヨガでおこなう小腸もみは、道具は一切不要です。衣類を着たままタオルを1枚腹部にかけるだけでできるので、お着替えなどの負担もありません。小腸ヨガに来られたお客様の8割は施術中に熟睡されています。残りの2割の方はお話ししながらおこなっていますので、来られる前の「痛いのでは?」といった印象とはうって変わって安心されるようです。腸のことをきちんと理解すれば、痛みを伴う施術は必要ありません。

❷「腸ヨガ」ではなく「小腸ヨガ」

ここでは、私が「小腸ヨガ」とわざわざ「小腸」を強調して呼んでいる理由をお伝えします。

まずは小腸の役割についてご紹介させてください。

まず、口から食べ物を入れると、食道から胃を通過して十二指腸に運ばれます。

そして空腸、回腸という場所に続くのですが、ここが普段「小腸」と呼ばれているところです。

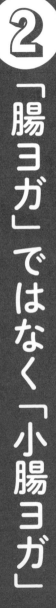

食べたものによって、小腸を通過する移動速度は変わります。
例えば、水などの液体であれば30分程度、固形物で消化の遅い食品であれば7～9時間をかけて消化液によって分解され、そこから得られる栄養素が吸収されます。

小腸の働きをたとえるならば、工場で作られている「みかんの缶詰」を想像するとわかりやすいでしょう。
まずは、みかんの缶詰の製造工程を見ていきます。

まず、泥や汚れや葉っぱがついたみかんが、一つ丸ごとの状態でベルトコンベアーで運ばれてきます。みかんはサイズによって仕分けをされて、水で表面の汚れを洗い流します。

次に外皮を剥《む》かれて、缶詰の中身になる果肉の部分だけを使えるように、どんどん小分けにされていきます。

その工程のたびに、缶詰に入れない不要なものはゴミとして捨てられていきます。必要なものは、危険なものが混ざっていないか常に仕分けをされて、丁寧に白い筋や内皮も剥いていきます。

最後にきれいな水で洗い流し、製品化できるようになった果肉の部分だけを缶に入れてパッケージしていきます。

使う水の量も必要に応じて変えますし、最後の最後までしっかりとした検査や危険物混合のチェックは怠りません。

途中で不要となった外皮や内皮、白い筋や泥汚は、水で流されて別のルートへ送られます。

次に、食物の消化の工程を、みかんの缶詰工場の製造工程と照らし合わせながら見ていきましょう。

小腸は食物をチェックして、身体に悪影響となるウイルスや毒性が強いものがないかを常にセンサーで感知して排除しています。

胃から運ばれてきたどろどろの固形物を、小腸が他の臓器にも指令を出し、消化液の働きを促しながら消化していきます。

この働きがみかんの缶詰工場でいう、みかんの汚れを落とし、表面の皮を剥き、小分けにしていく作業です。

運ばれてきた固形物は、アミノ酸やブドウ糖、脂肪酸などに分解されます。蠕動運動と言われる、広がったり縮まったりする運動をゆっくりと繰り返し、消化液をつかって栄養素を吸収します。

みかんの缶詰工場の工程では、小分けにしたみかんの内皮を外して、実だけを取り出していく作業を想像してみてください。

そして小腸は、吸収した栄養素を血液に送った後、不要なものや消化されなかったものを、消化液とともに次の場所である「大腸」へと運びます。

みかんの缶詰の実の部分は、血液に送られる栄養素にあたります。落とした汚れや外皮、内皮や白い筋は、大腸に運び込まれる不要物にあたります。

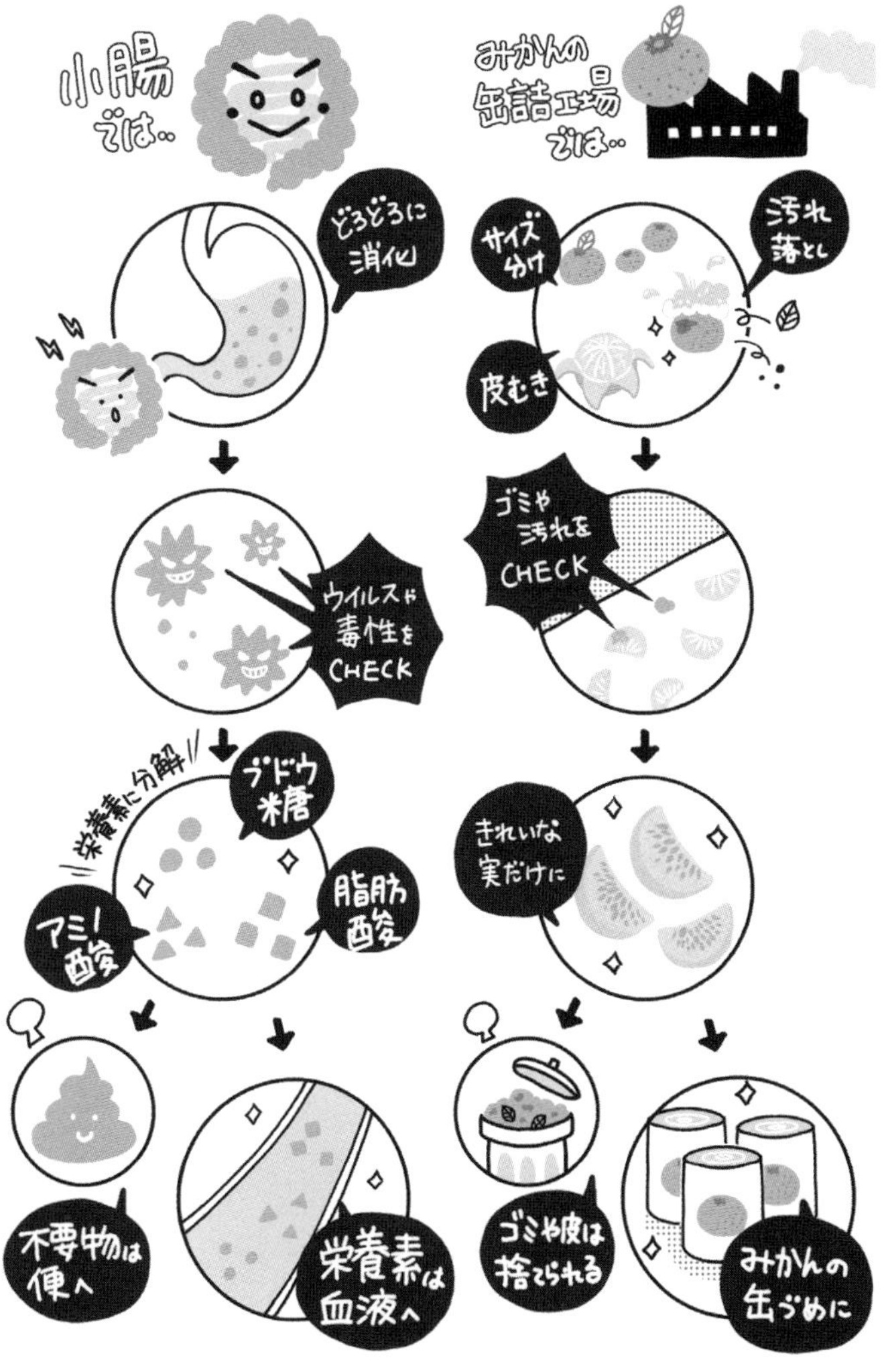

小腸では‥
みかんの缶詰工場では‥
どろどろに消化
サイズ分け
汚れ落とし
皮むき
ウイルスや毒性をCHECK
ゴミや汚れをCHECK
栄養素に分解
ブドウ糖
アミノ酸
脂肪酸
きれいな実だけに
不要物は便へ
栄養素は血液へ
ゴミや皮は捨てられる
みかんの缶づめに

小腸の働きはご理解いただけたでしょうか。

ここで注目していただきたいことは、消化に時間のかかるもの、つまり栄養素に分解されにくい食べ物ばかり食べていると、小腸内の移動が遅くなるということです。

みかんの汚れが酷かったり皮が硬かったりすると、汚れを落としたり、皮を剥いたりするのに時間がかかってしまうというイメージです。

小腸は曲がりくねった状態でお腹の中に収まっており、その長さは日本人の平均で6～8ｍと言われています。消化が遅く、長い時間小腸内に食物が滞留しているうちに、腐敗がはじまります。

小腸の動きが良くなれば、食物から摂れる栄養素を無駄なく吸収することができます。

食物の移動も速くなり、宿便の原因となる腸内での食物の腐敗も抑えられます。

腸内の健康の鍵は、小腸の働きにあり!

③「運動」ではなく「小腸ヨガ」

小腸もみを定期的におこなうと、宿便をどんどん排出することができます。運動を特別にしなくても下腹はきれいにへこんでいきます。

個人差はありますが、一回の小腸もみでウエスト周りが平均マイナス5㎝になるくらいの変化があります。

また、腸内の毒素を外に出さないまま筋トレをすることはオススメできません。

特に、宿便が溜まったままおこなう腹筋運動は禁物です。

腸に滞っている未消化物が、鍛えた筋肉に絡まって腸が硬くなってしまうため、以前にも増して宿便が溜まりやすい状態になってしまいます。

腸は筋肉でできています。筋肉は柔軟性が高く、しなやかな動きができる時にパフォーマンスを発揮します。

まずは腸内に溜まった有害な毒素を外に出して、滞りのない柔軟性のある身体にする。

そこから、ジムなどでしっかり自身に合ったトレーニングをすることをオススメします。

またダイエットとは反対に、稀に「なかなか太ることができない……」というお悩みを持つ方もいらっしゃいます。

「なんと贅沢な！　元々スリムだなんて良いことじゃない！」

と言われがちですが……その方は体型以上に別の悩みを抱えている場合が多いです。

腸の汚れが酷いと、消化機能が低下して必要な栄養素も吸収することができなくなります。

太ることができずに悩んでいる方は、体力低下や下痢症状にお困りの場合がほとんどです。

また、一見スリムに見えても、下っ腹だけがぽっこり出ていたり、冷えの症状を訴えている場合は要注意です。

骨盤の下の方に腸が垂れ下がって入り込んでしまう、下がり腸の可能性が高いのです。

下がり腸になると便が通過しにくくなり、排便時に腹痛を伴ったり便秘を引き起こしやすくなります。

また、腸は消化管で身体全体とつながっています。腸が下がれば、身体全体が下に引っ張られます。フェイスラインの下垂《かすい》、目の下のたるみにも関係してくるため、実年齢よりも老けて見えてしまいます。

体型だけに囚われてはいけません。とにかく運動すれば良いという考えも捨てましょう。

宿便をしっかりと排出して、腸が自然と良い状態に向かうように腸内環境を整えましょう。

自分が生きていくために、動きやすい身体を作ることが何よりも大切です。

④ 小腸ヨガの施術

現代社会で疲れた心と身体を腸♡Happyにつなげることを目的として、小腸ヨガセラピストが行う小腸もみを「小腸ヨガ」と呼んでいます。

施術は、エステや整骨院にあるようなベッドで、お客様の来店時の衣類を着用した状態で行います。仰向けになっていただき、衣類の上からタオルを1枚かけておこないます。時間は60分が目安です。

多くの方は、宿便が腸内に溜まっていることにしんどさを感じたり、腸の重さを感じたりすることなく普段の生活を送っています。不要物でいっぱいのゴミだらけの身体に慣れてしまい、違和感を覚えなくなっているからです。

そのため、まずはゴミの存在を感じていただくために、腸に溜まった宿便の位置をお客様にお知らせしていきます。

「お手当」という言葉があるように、手を当てるだけでも身体は反応します。個人で感じ方は違いますが、宿便のある部分に手を当てると痛みや違和感があるため、「自分の腸のどこにゴミが溜まっているのかがよくわかる」と皆さんおっしゃいます。

また、肩こりや腰痛、膝痛などがある方は、宿便が溜まっている箇所に施術をおこなうと、症状が出ている箇所に響きます。
「腸と身体はつながっているのですね！」と、腸と身体の関係性を実感して感心される方が多くいらっしゃいます。

宿便のあるところに最初は痛みを感じていた方も、施術を続けていくと徐々に痛みはなくなります。

皆さん痛いことを想像されてサロンに来られますが、痛みを伴う行為は長期的に見て逆効果を招きます。つまり、痛くする必要はないのです。「こんなに小腸もみは優しいのに宿便が出るってすごい」とびっくりされています。

施術の最中は血流が良くなり、意識はあるけれども熟睡するという不思議な感覚で過ごされる方が多いです。

また、寝ている間に「そういえばあの時の私はこうだった！」と昔の無邪気な自分の姿が蘇ってくる方。封印していた気持ちが腑に落ちて、ずっと解決できずに悩んでいた問題があっさり解消したという方。そして感性が豊かになる方もいらっしゃいます。

身体の変化をすぐに感じる方もいらっしゃいます。冷え性の方は、身体がポカポカして血が足先まで通った感じがするとよく言われます。

顔のむくみがすっきりし、顔色も良くなり、目もパッチリして視界が開けたようにスッキリしたと言われる方も多いです。

小腸ヨガの小腸もみは、小腸・大腸が本来持つ機能を有効にして活性化させます。

腸内環境を整え、排毒がしっかりできる身体作りを行うことで、身体が自ら良い方向に変化していきます。

小腸ヨガの施術

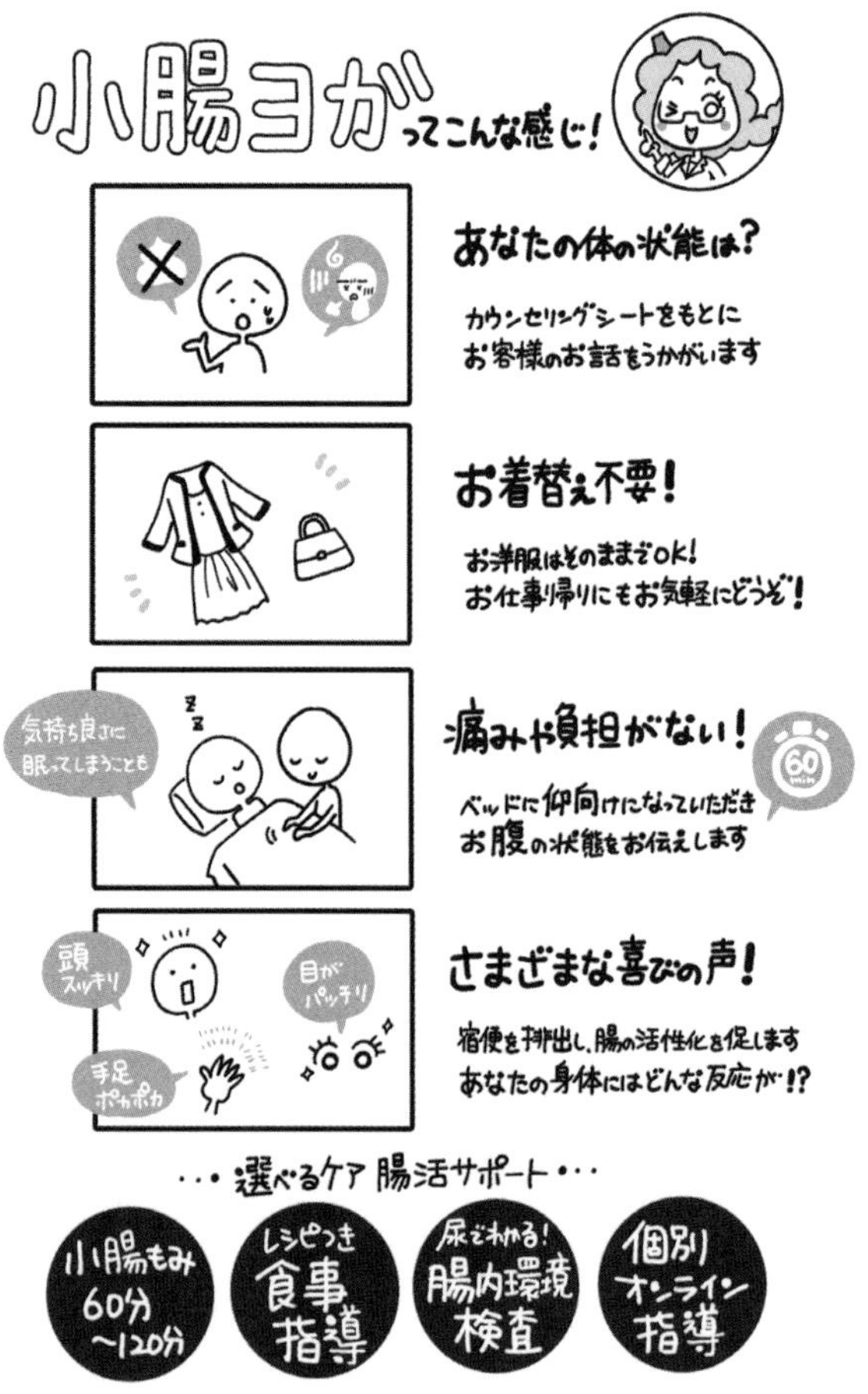

小腸ヨガってこんな感じ！
あなたの体の状態は？
カウンセリングシートをもとに
お客様のお話をうかがいます
お着替え不要！
お洋服はそのままでOK！
お仕事帰りにもお気軽にどうぞ！
気持ち良さに眠ってしまうことも
痛みや負担がない！
60 min
ベッドに仰向けになっていただき
お腹の状態をお伝えします
頭スッキリ
目がパッチリ
手足ポカポカ
さまざまな喜びの声！
宿便を排出し、腸の活性化を促します
あなたの身体にはどんな反応が!?
選べるケア 腸活サポート
小腸もみ 60分～120分
レシピつき 食事指導
尿でわかる！ 腸内環境検査
個別オンライン指導

❺ 小腸ヨガの3つのメリット

腸に溜まった宿便を、小腸もみによってどんどん排泄へと導きます。そして腸自身の働きを活性化することによって、服薬などをしなくても自然に良い排便ができるようになります。良いサイクルを手に入れることができたら、次に大切なことは「元の状態に戻らない」こと！

宿便が溜まった原因を個別に分析して、その原因となった行為を繰り返さないよう、水の摂取の仕方や食習慣、生活習慣を正しましょう。宿便をどんどん排泄することによって、腸が本来持っている機能が活性化され、身体は自ら良い方向に変化していきます。自立した腸内環境を目指しましょう。

小腸ヨガを行うメリットはたくさんありますが、３つの主な効果を挙げます。

①睡眠の質が良くなる♡

腸は自律神経の働きで動いています。宿便を排出し、腸内環境を整えることで交感神経と副交感神経のスイッチの切り替えがしっかりできるようになり、睡眠の質が上がります。翌朝スッキリ目覚めることができるので、１日のパフォーマンスもアップします。

②理想の体型に近づける♡

宿便の重みで変形や下垂していた腸を、宿便の排出によって正しい位置に戻します。腸の蠕動運動（尺取り虫のような動き）がしっかりできるようになることで、腸のむくみが取れ、肋骨が下がり、ウエストがくびれます。個人差こそあるものの、顔のむくみがスッキリするなど、全身に良い影響が及びます。

③幸福感が大きくなる♡

宿便の排泄を繰り返し、腸内環境を整えていくと、歓喜のホルモンであるセロトニンがしっかり作られるようになります。そして腸管で免疫力がアップして底力が発揮できる体力、気力が出てきます。

自分の健康を守るということは、腸との共同作業となります。

私たちは、腸の「おーい」という呼びかけを無視してしまいがちです。しかし、腸は私たちのことを全てお見通しです。

「いつも働いてくれてありがとう」

あなたもパートナーである自分の腸に話しかけてみてください。きっと腸は喜んでくれるでしょう。

⑥小腸ヨガの体験談

本節では、実際に小腸ヨガ宿便排毒専門の小腸もみサロンをご利用いただいたお客様からの、メッセージの一部を紹介させていただきます。

・帰宅して、とっても素敵なウンチが出ました。ここ数日いろんな思いがあったのですが、さよならできました。スッキリしました。原田先生のおかげです。有難うございました。

・小腸もみ初体験
押さえられたら意外と痛いところがあることに気が付いた！　痛めた腰の痛みが出たあとに痛みが無くなる不思議。下腹がへこんだ。顔のむくみが取れた。

・いつも1日1回は必ず排便するのですが、この日は便秘でおなかが張っていて、小腸もみの時に「最近、パンを食べましたか？」と聞かれて、お腹のこに溜まっていると言われたことが当たっていてびっくりしました。サロンを出てから5回もトイレにいって、やはり溜まっていたんだなぁと思いスッキリしました。

・大蛇が出ました笑　今まで悩んでいた人間関係のモヤが晴れました。有難うございます。

・今まで毎日下痢だったのが、小腸もみを受けだしてから形あるいい便が毎日出ています。おなかの調子がとてもよくなりました。本当にありがとうございます。

・今まで何をしても痩せなかったのが、自然に5kgすんなり体重が落ちました。

・先生が言われるように蚊にさされなくなった。刺されても腫れたりせず、すぐに刺し跡も消えるようになった。血液が綺麗になったからだと思います。

・小腸もみに通うまで3日くらい便秘のことが普通だったが、だんだんと言いたいことをためていたのが、言いたいことがすっきり言えるようになって、便がまだ出るかというくらい何回も出るようになった。言いたいことを言えているときはまた、どんどん便が出ていることに最近気が付きました。

・腸をもんでもらって帰宅すると3回もお通じがあって身体が軽くなっているのを感じました。

・小腸もみを受けだしてから、整骨院に行くと身体の背中のコリが無くなって最近軟らかくなっていますね、何かされているのですか？　と聞かれた。

・大量の宿便が出ました。スッキリしました。有難うございました。

・小腸もみをした後は、必ずいつもと違う白っぽい便が出ます。クサいし宿便が出ているとわかります。

・肩こりが無くなった。冷え性でいつも厚着をしていたが、体温が上がっているのかあまり着なくてもよくなった。

・小腸もみを受けた後は頭がスッキリするので、いままで入ってこなかった情報にも耳が傾くようになって、いい事が起こるようになった。

・目がぱっちりしてきた。大きく開くようになった。

・小腸ヨガの小腸もみに通いだしてから味覚が変わって、いままで美味しいと思って大好きだったはずの〇〇の冷凍餃子を食べたらどれだけ食べても美味しくないことに気が付いた。2度と買わないでおこうと思った。他にも今まで好んで食べていたお菓子がまずく感じるようになった。

・今まで見たこともないような便が出て、これが先生が言われていた宿便というものだとわかりました。食べたものによってからだは正直に便秘になったり下痢になったり、先生から聞いている通りに体験しているので不思議です。

・今までだったら絶対参加しないような事にチャレンジしたり、トラブルがあっても笑えるようになった。

ここからは、もっと具体的な症状や経過を追いながら、小腸ヨガ「Kr＊pa」で小腸もみを体験された方の事例をご紹介します。
同じような悩みを抱えている方の参考になれば嬉しいです。

【体験談①】20代後半女性

来店時症状：便秘・頭痛・肩こり・冷え性・花粉症・2〜3日おきの排便・生理不順

【主訴】

・人間関係に悩んでいる
・やりたいことが見つからない
・職業柄トイレに行く時間がない
・彼氏が何年もできない

【状態】

・小腸周辺、右下腹部に宿便が多い。また、全体的にガスが多く上腹部の不快感が強い
・腹部が冷たく鼠径部《そけいぶ》リンパ節も詰まっているので、全体的に張り詰めたような腸で硬い

・花粉症の症状あり

【経過】

腸は「私の存在をどう出したらいいのかわからない……」と固まっている状態でした。

自分がリーダー役になると、人を傷つけてしまうと思っている方でした。そこで、エネルギーの強さを感じている主義主張の強い腸であるとお客様にお伝えしました。そして『笑顔』でいることだけで周りが自分の役割を果たしていくので気を遣わず素直に笑うことに徹するようお伝えしました。

他にも、水の摂取の仕方や対処法を来店時の腸の状態を見てお伝えしました。トイレにも、もよおしたタイミングで行けるようになり、毎日排便があり、いい便が数回出ることもありました。すると周りの人間関係に違和感がなくなり笑顔が増え、腸も柔らかくなり、現在花粉症の症状は出なくなりました。

肩こりや頭痛の症状もなくなっていき、話に前向きな発言が多くなりました。

久しぶりに受けた小腸もみ後に、ピンときた出会いで彼氏ができて即結婚。自身の主張がうまくできるようになられました。

【体験談②】60代後半男性

来店時症状：心臓疾患があり、腰痛、肩こり、目の疲れ、皮膚の痒《かゆ》みやアトピーの症状が時おり出る

【主訴】

・腹囲が120㎝程あり、前にお腹が出ているため、趣味のゴルフを思う存分楽しめない
・階段は息切れするため上れず、いつもエレベーターを使用している
・元陸上選手であった頃を懐かしみ、「階段を息切れせずに上りたい」「走れなくても、せめて早歩きができるようになりたい」と希望されている

【状態】

・全体的にガスが多く、腸の弾力がなく硬いが弱っている印象で体力のない状態
・市販の乳製品を身体に良いからと毎日摂取
・自身で判断し、医療機関から出された薬は一切拒否
・身長も高く格好良くスーツを着用しているが、上下のバランスが合わない。どんどんお腹だけ太ってきて、ズボンを仕立てるのが頻繁だから大変だと言われる

【経過】

小腸もみを受けてから1年でウエストが40cm以上減り、痩せたお腹はしわにもならず、スーツをきれいに着こなせるようになりました。見た目でもヒップの位置が上がっていました。

駅の階段を上れなかったのが、地下鉄で向かい風が来る急な階段30数段ほどでも、息切れがなく上がりきることができるようになりました。

何かあると皮膚に症状が出やすい方でしたが、症状が消失するまでの期間が短くなりました。右手第1指にあった皮膚のただれ、左こめかみにあった100円玉くらいの痣が1年でキレイに消失しました。

3カ月目くらいまでは、身体から乳製品の臭いがしていましたがその臭いも消えています。

ゴルフも足元が楽に見えてスコアが良くなったそうです。通行人と競って早歩きして勝ったと喜ばれていましたが、まだ身体は完全ではないのでゆっくりとした呼吸法でできる腸体操を指導し、徐々にペースアップしていただけるように伝えました。息切れなく動けることが嬉しくて、また陸上ができそうだと大会に出る目標を立てられています。

投資を仕事にされていますが、狙っていた通り値上がりして財運も急上昇したそうです。

体力がついてきた頃に小腸もみサロンを卒業したいとの本人希望があり、本人の希望通りサロンを卒業されています♡

第3章

COLUMN 3

人間関係の問題がスッキリ解消!? 誰にでも簡単にできる『腸♡褒め活』

人間関係に悩む時は、よほどでない限り、実は自分の中に問題がある場合が多いのです。

自身ではコントロールできない社会問題に怒りを覚えていたり……。

他人の気持ちを憶測で判断していたり……。

「何であの人は……」などと、人の気持ちを変えようとしてしまうのです。

ここでは、人間関係の悩みがスッキリ解消してしまう、具体的な「腸活」をご紹介します！

名付けて『腸♡褒《ほ》め活』。

やり方は簡単！

眠る前に仰向けになって、おへそから指4本分下の部分にある「丹田《たんでん》」に手を当てます。

男性は左手が下、女性は右手が下となるようにして、自分のことを3つ褒めるのです。

声に出しても良いですし、そっとお腹に報告するように心の中で呟いてもOK

です。

注意事項は３つ!!

①沸騰させたり冷やしていない常温のお水をコップ１〜２杯飲んでおく
②スマートフォンやパソコンなどの電子機器は手の届かないところに置く
③部屋の明かりを暗くする

そして、自分を３つ褒めたら、そのまま就寝することをオススメします。

丹田に手を当てて、自分を３つ褒めることを続けていると、人間関係が落ち着くのには理由があります。

それは人間の感情は「腹」で決まっているからです。

腹が立つ、腹を決める、腹を割る、腹に落ちるなどの言葉があるように、腹は心や感情と密接に関係しています。

自分を毎日3つ褒めることで、腹の底から自分を理解したり、自分を認めることができるようになります。

そして、そのまま就寝するリズムができると質の高い睡眠につながり、良い睡眠は次の日のパフォーマンス向上につながります。

毎日3つ自分を褒めることを習慣化すると、自分を褒めたくなる行動を取るようになります。

つまり、自分と向き合う時間が増えて、良い方向に進み出すのです。

すると、他者のあれやこれやにいちいち腹を立てることがなくなり、寛容な気持ちで他人に接することができるのです。

「そんなことで腸活になるの？」
「こんなことで人間関係の悩みが解決するわけがない！」

そう思われたあなたは……腸が汚れているかもしれません！
疑い深い人や素直でない人は、腸が宿便の影響で変形したりむくんでいる傾向にあります。

そして、思考にも影響が及びます。
誰にでも簡単にできる『腸♡褒め活』、是非続けてみてください。

第4章

何を入れるかよりも、どう出すか

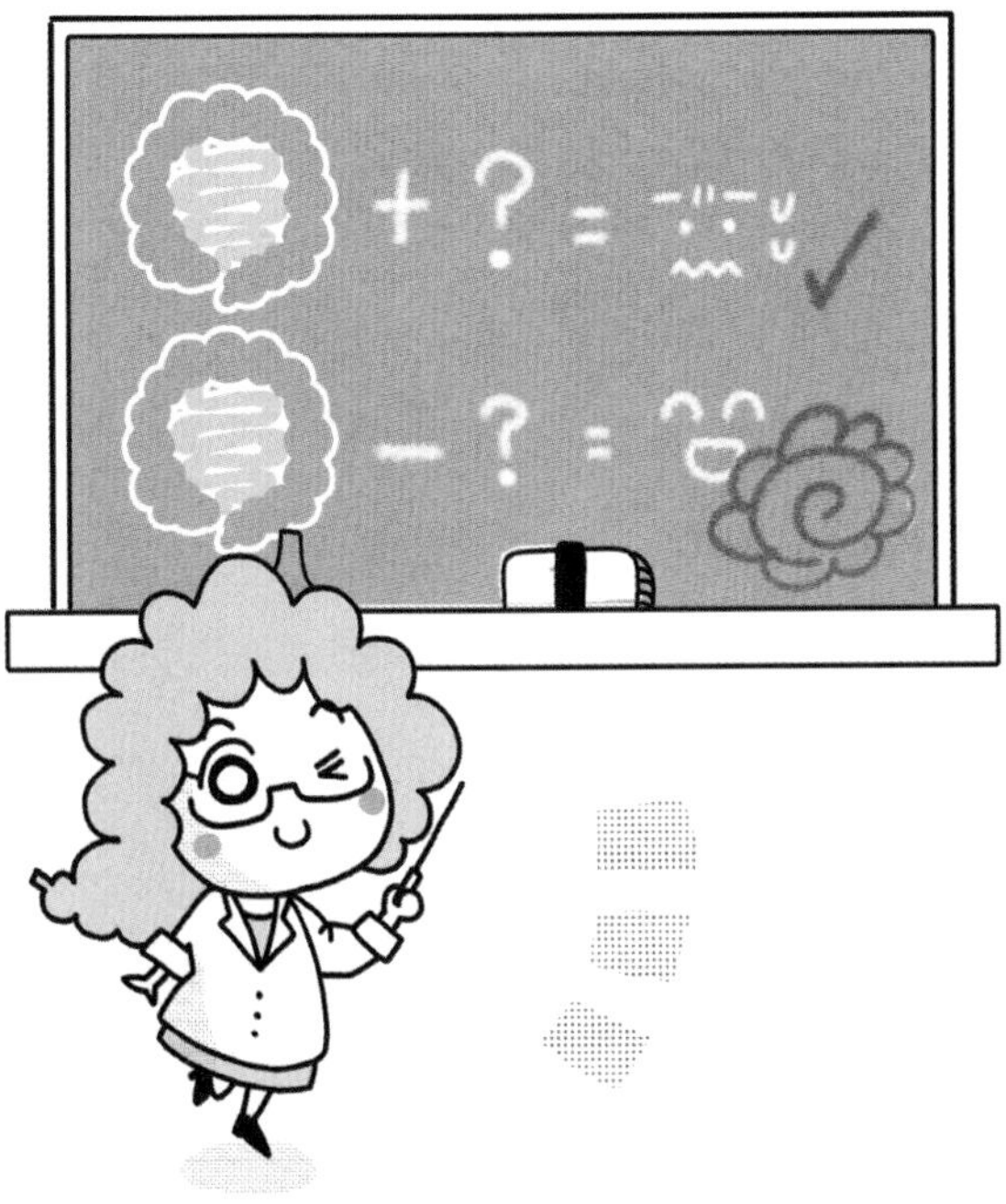

1 腸は足し算より引き算!!

皆さんは食べ物を購入される時に商品の裏側に書かれている原材料という欄をチェックされていますでしょうか。

現代は食べ物のほとんどが加工品で、一つの食べ物を作るための材料やその種類が無数に書かれています。そもそも何で作られているかわかりにくいものが多いです。さらに表に書かれているネーミングと裏に書かれている原材料が全く別のものであることも多いです。

また、昔より食事のバリエーションが増え、その分消化するにも腸には負担がかかっているものが多いのです。そして加工品を過剰に摂取すると、腸は栄養を吸収しにくくなり、身体に炎症が起きます。結果として便秘やさまざまな腸の疾患が増えてしまうのです。

従来は、血液は骨髄で作られていると言われていましたが、最近の研究では、血液の大半は小腸の絨毛《じゅうもう》組織で作られているとされています。私たちの身体の中を駆け巡るおよそ地球2周半の長さと言われる血管を通る血液は、腸で作られているのです。

食事を楽しむことは大切だと私も思いますし、私も楽しむ時は大いに満喫します。けれども、自身の腸をいじめる食事ばかりでは、いつかその代償を払うことになります。

私たちの先祖は食材を調理せずに、そのままの形でいただくことが普通でした。そのため、消化をするにはしっかり噛むことが必要でした。咀嚼《そしゃく》のためには強い顎が必要です。現代では柔らかい食べ物が多くなり、電子レンジなどで調理するものも多くなりました。咀嚼の機会が減って顎が小さく、発達していない方が多いと聞きます。

唾液の量も減少しているため、ドライマウスも現代病として問題になっています。自身の身体であらゆる免疫力が発揮されない状態だと、小腸の絨毛のバリア機能が破壊され、いわゆるリーキーガットを引き起こす可能性があります。

リーキーガットとは、出てはいけない未消化物、腸に溜まった毒素が血液中に流れ出てしまう状態のことで、腸の細胞に穴が開いてしまうことが原因で起こります。この状態になると、皮膚症状や、あらゆるアレルギー、疲れやすさ、鬱《うつ》や不安状態が続くなど深刻な悩みが出てきます。

心身ともに起こるさまざまな症状は腸とつながっているのです。

柔らかいものを過剰に摂取するのではなく、しっかりと噛んで食べる。足し算よりも引き算をこころがけましょう。

②腸からはじめる自立宣言!!

西洋医学では「どんな方も約5kgの宿便を持っている」と言われています。以前にはわからなかった小腸の疾患や異常も、今は小型カメラで見つけることができます。また、宿便は5kgではなく実はもっとある方が増えていると言われるようにもなりました。私たちは気が付かないうちに、何十年もの間、10数kgのただのゴミでしかない荷物を抱えて動いているのです。消化できないものがたくさん身体に溜まってしまい、それが当たり前になっているのが現代の私たちなのです。

これまでに小腸ヨガサロンで数多くの腸と向き合ってきた私だから、言えることがあります。

それは、どんな方でも何かしら腸に溜まったものが大量にあるということです。

健康を害してしまっている方はもちろんですが、身体の不調を訴えることのない健康な方ですら、未消化物となって行き場を失った宿便を抱えています。宿便は残念ながらただのゴミでしかありません。エネルギー源となることもなく、何十年も腸の中に滞ることになります。

食べ物のカスや腸壁のアカ、腸内細菌の死骸、そして現代の特徴ではありますが、あらゆる添加物や化学物質が、腸内に溜まった宿便の元です。100人いれば100通り、同じ腸はありません。例えば、私たちの口癖や表情や身体の姿勢などの癖があるように、宿便が溜まったきっかけも、宿便の大きさや硬さなども全員違うのです。

小腸もみをすると、確実に今までとは違った便が出たり、排泄回数が増えていきます。毒素が多いと排尿の回数も増えます。

ところで近年、救急搬送される方の中で「便秘」が原因の方が多くなっていることはご存じでしょうか？

胃痛や他の病気と勘違いをして本人は病院に来たのに、レントゲンで確認すると便が腸の中にいっぱい詰まっている。いわゆる「便秘」だった、というケースは少なくないと言われています。

けれども医療側が本人に説明しても、「まさかただの便秘のはずはない。痛かったのは胃だ！」などと言って「私は便秘ではありません。毎日排便があります」と信用しない方が多いそうです。

これは決して患者本人が嘘をついているのではありません。大変な病気だと思って救急車で来たのに、ただの便秘だと言われたことに納得がいかないのです。

気持ちはわかります。確かに救急車で運ばれてきたのに、原因は便秘だと言われれば恥ずかしい思いをするでしょう。

けれども、ここで考え直さなければいけないのは便秘に対する考え方です。

1日1回排泄があれば問題ない。腸内の不要物が全部スッキリ外に出ていると思っている方が多いのですが、レントゲンを撮ってみると腸の中は便だらけという状態は多分にあります。レントゲン写真を見て、初めて自分が便秘だったと気付くのです。

宿便の元は、実は私たちが胎児だった時から既にもう始まっています。それまでに両親が過ごしてきた過程で、親の身体に宿便が溜まっていると、その毒性のものは胎児にそのまま送られます。

出生後の環境も大変重要です。大昔は自宅分娩や母子同室が当たり前で、胎児は初乳を飲み、母親から絶えずしっかりとした腸内細菌をもらって育つ環境にありました。しかし昭和35年頃には病院や施設で医療依存の高い分娩が行われるようになり、生まれた直後から母親とは別の部屋で過ごすことが増えました。母乳ではなくミルクを飲むという環境に変化したため、多くの人はしっかりと腸内細菌をもらうチャンスを失ってしまったのです。

生まれた後も腸内細菌がしっかり育たず、生後数ヶ月の間でしっかり胎便を出しきれていない状態で成長すると、その時からの胎便はどんどん腸内で腐っていきます。そしてその後何十年も有毒な状態にさらされてしまいます。

そのうえ現代の食事は冷凍物やレトルトパックなど、昔にはなかった加工品が身近に多くなっています。消化の遅い、腸に負担を強いる食べ物で町中あふれかえっています。毎日1回の排泄があっても、それがいつ口に入れたものなのかは不明なのです。その日に食べたものが、その日のうちに排出されることはほぼありません。それだけ腸は長い臓器であり、消化と吸収には長い時間が必要となります。

身体の中に未消化物の毒が多ければ、毎日排便があったとしても、まだまだ排便の回数は追い付いていないと言えます。

「ただの便秘」と言って便秘を軽く見ていると命取りです。脅すつもりはありませんが、ケガが原因で入院した方でも、慣れない入院生活で便秘になり、ずっと排便がない状態を放置されていたら、腸閉塞や腸捻転という病気を発症して死に至ったというケースも少なくありません。

腸に毒素が溜まり続けて処理できなくなると、いつも外部からの細菌や有害なウイルスを侵入させないように働いている腸そのものの機能が破壊され、生命の危機にさらされてしまうのです。

小腸ヨガでは、とにかく身体にとって有害なものをいち早く排便によって外に出すことを徹底します。体内の70％以上の排毒は排便で行われています。つまり一番毒を出すのに効率が良い方法が排便なのです。腸の機能をアップさせて、薬などは使わず、自然に1日3〜4回の排便がある「自立して出せる腸」を目指しています。

③ 宿便は腸の声を遮る壁になる

小腸もみに来られる方の中には、今まで言いたいことを何らかの理由で言えなかった、言わなかったことによるストレスを抱えている方が多いです。かくいう私もその中の一人でした。

けれども、宿便を出して腸の環境を良くしていくと、自分の思う通りに行動を選択できるようになります。

自分の周りの全ての人に対して、良い人を無理に演じる必要はありません。自分の心が沈むような嫌なことには、時間を割く必要はないのです。腸内環境が良くなると、常に自分の機嫌を取る選択を優先していけるようになるのです。

そして私は、人にどう思われるかを気にすることがなくなりました。「相手がどう思うかはその人の自由であり、その人の問題だ。私の問題ではない」と課題の分離ができるようになりました。

お客様もそれぞれ、自身のキャラクターを活かして自分の心に正直になることができています。あるお客様の場合は、あっさり「ごめんなさいね」と、友人からの誘いをお断りすることも増えているようです。それでも友人が少なくなるわけではなく、違和感なく快適に過ごせているそうです。どこかで思っていた「しんどく無理のある人間関係」とは自然におさらばすることができるのです。

例えば私たちが何か我慢して耐えている時、歯を食いしばるように身体にも力が入り硬くなります。それと同様に、言いたいことを我慢して流れを止めてしまうと、自由に動けるはずの腸に力が加わり、腸が硬くなっていきます。ストレスを抱えながら働き続ける腸は、排泄させるために身体の下へ下へ便を送る動きが遅くなり、滞留した便はどんどん毒性が強くなります。

腸内が毒素で充満すると、むくみのある状態になり、それは胃腸の不快感に変わります。そして判断力も鈍り、結局は自分を沈めることに時間を割いてしまうことになります。

さまざまな要因によって、とっくに排泄されているはずのゴミが腸の中に滞り続けていると、腸もその劣悪な環境に慣れてしまい「本当は嫌だけど耐える。本当は嫌だけどしょうがない」となってしまい、元気が失われます。

そうなると腸の手に負えなくなって、後はゴミまみれの状態にどれだけ耐えていけるのか、という時間の問題になってきます。時間切れになると、あらゆる生活習慣病や不快な症状があらわれ、日常生活に支障が出てきます。


本当は腸だって、自由に力を発揮したいし、「消化の悪い食事は欲しくない」と思っているかも知れません。けれど思い通りにならず、希望がなくなり元気がない状態で「耐えよう、しょうがない」と思うしかない状況になったら、腐りきったゴミを排泄に導く力を発揮できなくなるのです。

腸の働きは、私たちが日常で抱いている感情とそのまま同じなのです。

つまり、腸の汚れは心の汚れと同じなのです。
そして、宿便は腸の声を遮る壁です。

腸が元気を取り戻せるように、腸が邪魔だと思っているゴミをどんどん外に出しましょう。ゴミが減ってくると、だんだん腸は自由を取り戻し、元気を取り戻します。良い流れに乗れば、腸は自分から良い環境を整えるようになります。そして自立した腸は、まるで水を得た魚のように、また本来の役割を担っていけるようになるのです。

❹ ぽっこり下腹改善には「引き算方式」

下腹がぽっこり出ている方は、腸に溜まった宿便が原因である場合がほとんどです。もしもおへその形が歪になっていたら、腸の位置がずれていたり、下垂（下がり腸）していることが考えられます。その場合、巷で噂されるあらゆるダイエット法を試しても、きっとうまくいかないでしょう。例えば、下腹が出ている方が引き締まったお腹を目指してダイエットをしなきゃと思われた時におこなう方法はジムに通って筋トレ、腹筋などでしょう。

ところが、これが大間違い。テレビや雑誌で紹介されている方法であっても、モデルさんや芸能人が実践している内容であっても、かえって逆効果になってしまいます。腸が変形して下垂している状態であれば、「鍛えるのではなく、緩める」べきです。

つまり、今の状態に何かをプラスするのではなく、今あることからマイナスをする「引き算方式」です。

ある時、何十年もサプリや美容の専門家として、第一線で活躍されるプロの女性が相談に来られました。

「サプリやあらゆる運動を日々おこなって、他の部位は引き締まるのにこの下腹だけはなぜか引っ込まない」

そう困り果てた顔で私のところへ来られました。そこで私から次のようにお伝えしました。

「ダイエットや体型の部分的なところを気にされている方は、見ている視点が違うんです！

目標とするべきことや、改善に向かう過程が間違っていると、どれだけ努力してもダイエットの効果は出ません！

それでは一向に、下腹は引っ込んでくれないんです！」

下腹をスッキリさせ、スリムな体型を作るために押さえてもらいたい大切なポイントが3つあります。

まず一つ目は、情報を鵜呑《うの》みにしないこと。

ダイエットをする目的で、サプリメントを摂取する方が多くいらっしゃいます。ではそのサプリメント、本当に安全なのでしょうか。高いお金を払ったところで、本当に効果はあるのでしょうか。

私は基本的にはサプリメントを使用することはありません。お客様の相談に乗るための情報源として試飲する以外では、サプリメントを摂取することはありません。もしも必ず効果が出ると言われているサプリメントがあるとすれば、自分の身体で一定期間は実験をするようにしています。

それは、身体に良いとオススメする方が効果・効能をどれだけ熱弁されたとしても、他人の身体と私の身体とでは効き目も効果も違うからです。何気ないようでも大切なポイントで、多くの方は、他人が発信した良い情報だけを鵜呑みにしてしまう傾向があります。

身体に良いとされるものを取り入れている方の中には、よくよくお話を聞いてみると「逆に腸に負担をかけているのでは？」と疑問に思うような状態の方もいらっしゃいます。

情報を鵜呑みにせず、自分に合ったものを選択することを心がけましょう。

次に2つ目は、ダイエットという概念はそもそも存在しないと認識すること。

多くの方が「太った」「体重が増えた」とよく口にしますが、私はその状態を「腸がむくんでいるだけ」と捉えています。

腸の中に未消化物としてエネルギーにならないものが増えると、腸の中ではどんどん未消化物が腐敗し、有毒なガスを発生させ、血液も汚れて、血液循環が悪くなります。

腸は未消化物の影響で、通常のサイズを超えて膨らみ、本来ある位置よりも範囲を広げて胃や膵臓《すいぞう》、肝臓をはじめ、腎臓、女性の場合は子宮や卵巣周辺、男性の場合は前立腺にまで影響を及ぼします。

さらには血管、リンパ管、神経なども圧迫し、老廃物を除去できていない汚れた水分に囲まれた状態となり、全身の機能も低下します。

そのような状態の何十兆もの細胞が集まっているのが「体重が増えた」と言われる身体です。体重ではなく、あくまで未消化物が滞留していることや、腸のむくみによって「見かけ」が変化しているのです。

体重やカロリーよりも、老廃物がまとわりついた細胞一つひとつをきれいにすることが重要です。一つひとつの細胞が引き締まった結果、体重が減り、見た目がスリムになることにつながります。

最後、3つ目は、くびれがないのは腸の位置が上がっているからだと知ること。

ウエストのくびれがない方は、胃や腸のむくみによって肋骨が押されて広がったり、上に上がっています。最初はサロンに来られるお客様のほとんどが腸がむくんでいる影響で、肋骨の付近が盛り上がってぽっこりしています。施術を通してしっかりと宿便を出していくと変化が表れますのでとても喜ばれます。

肋骨が胃や腸のむくみによって押され、広がってしまっている時、呼吸も浅く横隔膜の動きも悪いので新陳代謝も低下します。

中には「肋骨が広がっているのは生まれつきと思っていました」と言われるのですが、宿便を排出させていくと肋骨が元あるべき位置まで下がって引き締まっていきます。するとウエストの骨のない部分に、くびれができてくるのです。

胃や腸のむくみがなくなると、呼吸の際に肋骨がしっかりと広がります。吐く時にはしっかりと閉じて動きのある柔らかい骨に変わります。すると骨の間の硬さが取れ、老廃物が溜まりにくくなります。宿便や未消化物が溜まりにくい身体になると、小腸の防衛機能が働き、有毒なウイルスや細菌もすぐに除去できます。身体に悪影響を及ぼすことを恐れる必要がなくなります。

カロリー制限や体重をチェックするということは、実は必要ありません。大切なことは、生きていくためには必要ない、エネルギーになり得ない体内のゴミを、こまめにいち早く捨てていくことです。

「下腹がぽっこりしてきたな……」「最近痩せにくくなった……」「昔は細くてキレイだったのに……」

このような溜息をつく原因は、腸の位置のズレなのです。

腸を整えるためにも、何かをプラスするのではなく、今ある不要なものをマイナスしていきましょう。

美と健康はイコールの関係にあります。効率の良い身体作りが、美と健康への近道です。

5 身体の不調が大きい時には…

病気になって身体が弱っている時、私たちはどのように身体を回復させるべきでしょうか。

動物の身体の休め方を見習ってみましょう。

犬や猫など、動物を飼われている方は想像がつきやすいかと思います。動物は身体が弱っている時、むやみやたらに食べたり飲んだりはしません。必要なもの以外は飲まず食わずで過ごして、ひたすら寝ていることが多くなるのです。

消化器官を休めて無駄な動きをせずに、傷は自分で舐めて癒します。
動物は原理原則に従って生きています。何かを加えるのではなく、動かないという選択をして、身体を休めているのです。

私たち人間も、他の動物のように消化器官を休ませて回復させるべきなのです。何かを足すのではなく、まずは体内の毒素を外に出すこと。引き算することを徹底すべきなのです。だからこそ、できるだけ自分の腸の排泄能力を上げていくことに専念しましょう。

世の中の全てのものは、上から下に流れていきます。これは原理原則であり、上から落としたものが、上がることはありません。

口から入ってきたものは、滞りなく下から外に出すべきなのです。

身体の不調を感じた時に、これさえあれば大丈夫という考えで、サプリメントや健康食品に依存している方を今までにたくさん見てきました。暴飲暴食を繰り返し、身体のトラブルを抱えている方が、悪習慣をなかったことにするかのように健康食品に手を伸ばす姿を見るたびに切なくなります。

サプリメントを摂取するなどして何かを足せば、足した分も体内で消化吸収する必要が出てきてしまい、余分なエネルギーを使います。

腸が汚れたままの状態では、いくら良いものを入れたとしても毒性のものが血液を汚し、サプリメントを消化吸収する力は弱くなります。せっかくのものも宝の持ち腐れになることが多く、逆にサプリメントが消化されずに長年の蓄積で溜まっていくと、身体にとって大変な毒になります。

即効性を求めても身体の細胞や血液、筋肉の入れ替わりなどには周期がありま す。そんなに都合良く、身体は良くならないものです。

私は、頭の先から足の先まで自分の身体をとことん使うことこそが、芯から元気でいられる秘訣だと考えています。

例えば、手足は何のためにあるのでしょうか。足を運んで食べ物を手に入れて、手を使って食べ物を口に運ぶためです。手足を動かした分だけ体温が上がり、消化能力も上がっていきます。その結果、腸に未消化物が溜まりにくくなるのです。

歯は何のためにあるのでしょうか。食べ物をしっかり噛んで唾液を出し、消化液の分泌を促すためです。胃酸がしっかり出て、酸性状態となると消化がされやすくなります。そして、胆のうから胆汁を出し、酸性状態の体内を中和します。膵臓から分泌される膵液などの消化酵素の働きで分解された栄養素が、小腸で長い旅をして吸収されていくのです。

サプリメントや健康食品は、手足を使って手に入れた食べ物とは程遠く、身体の機能を使わずに消化吸収されていきます。利用することを否定するつもりは全くありません。ただ、それらをメインにするのではなく、口の機能や身体の機能を使って栄養を摂取することを前提としたうえで、不足しがちで、ご自身に合った栄養素を補うためにサプリメント等を利用するべきだと思うのです。

身体の不快な症状も、つらい心の状態も、全ては腸に溜まった宿便の重みとつながっています。

人生の中で消化しきれていない課題は、薬やサプリメントを飲むことでは解決しません。ただただ、あなたの身体から宿便を出して解放してあげることが大切なのです。

何かを足して宿便を出すのではなく、宿便を出しやすい環境を与えて身体に任せて対応していきましょう。

何かを足す前に、今ある不要なものを手放していく。物事には、正しい順序があるのです。

COLUMN 4

身体に良いことカムカム習慣

食べ物を歯でしっかり噛んで唾液を出すことで、胃酸が出て酸性状態となり、消化がされやすくなります。ただ、酸性の胃酸がそのまま腸に流れ込むと腸を溶かしてしまいます。それを防ぐために、胆のうから胆汁が出ます。胆汁は胃酸を中和する他に、脂肪を消化する役割を持ちます。

また、膵臓から分泌される膵液にも、栄養素を分解して、胃液で酸性になった食べ物を弱アルカリ性に中和する役割があります。食べ物が消化されるまでには、それぞれの臓器の役割全てが大切なのです。

体内では1日約10L近くの消化液が分泌されていると言われています。これらの消化液に含まれる消化酵素の働きは、実は小腸が各臓器に命令を出して調整しているのです。

さらに小腸は、唯一脳にも命令ができる臓器であり、私たちの身体の司令塔でもあります。私たちの命そのものといっても良いくらいに大切な臓器なのです。

消化酵素で分解された栄養素は、小腸によって必要か不要かを選別され、体内に吸収されます。

小腸は身体の臓器の約80％を占める一番長い臓器です。私たちが生きていくために必要なエネルギーは、食物が小腸を巡る長い旅の中で生まれるのです。

体内の消化機能は、使っていかないとどんどん衰退していきます。腸を助ける他の機能が使えなくなると、司令塔である小腸の負担が増え、排泄能力は低下します。

食べる前に運動などで身体を動かし、体温や消化能力を上げること、食べる時にはよく噛んで唾液を出すことはとても大切です。

つまり、ごっくんと飲み込むだけのサプリメントに頼ることは、咀嚼力を鍛えることができないためにあまりオススメできません。

口から入れた食べ物を咀嚼して、体内の機能をフル活用して栄養を摂取することをオススメします。

そのうえで、不足しがちで、自分に合った栄養素を補うためにサプリメントを利用するのが良いのではないかと思います。

私は、今まで身体のトラブルを抱えている方をたくさん見てきました。身体の不調は心も蝕《むしば》みます。

暴飲暴食を繰り返したり、食に対する意欲の低下によって加工食品ばかりを摂取するなど、腸をいじめる食生活を続けてしまう傾向が強くなります。

身体が悲鳴をあげた時、これさえあれば大丈夫という考えでサプリメントや健康食品に依存する方もたくさん見てきました。

ここまでくると、サプリメントの効果は差し引きマイナスになってしまいます。

まずは食生活を正すことから始めましょう。

スーパーやコンビニエンスストアで買った出来合いのものを食べるだけではなく、まずは自分の手でおにぎりだけでも作ってみましょう。サプリメントでは味わえない、自分への愛情が湧いてきて、身体のことを考える良い時間になるはずです。

ランチョンマットを机に敷いて、旬のお野菜をさっとお皿に盛り付ける。昆布でとったダシスープやお味噌汁と、穀物のごはんや手作りのお漬物などを準備して……とは言いません。

ちょっと一手間かけたものを、週に数回食べてみるだけで構いません。
大切なことは、よく噛んで食べること。

人の身体は食べたもので作られています。

そして、「食」という字は、「人」を「良」くすると書きます。

食事の時間、食事の内容を大切にして、自分を愛でるような食生活を続けていきませんか。

第5章

ウンが出るだけ、運気が上がる

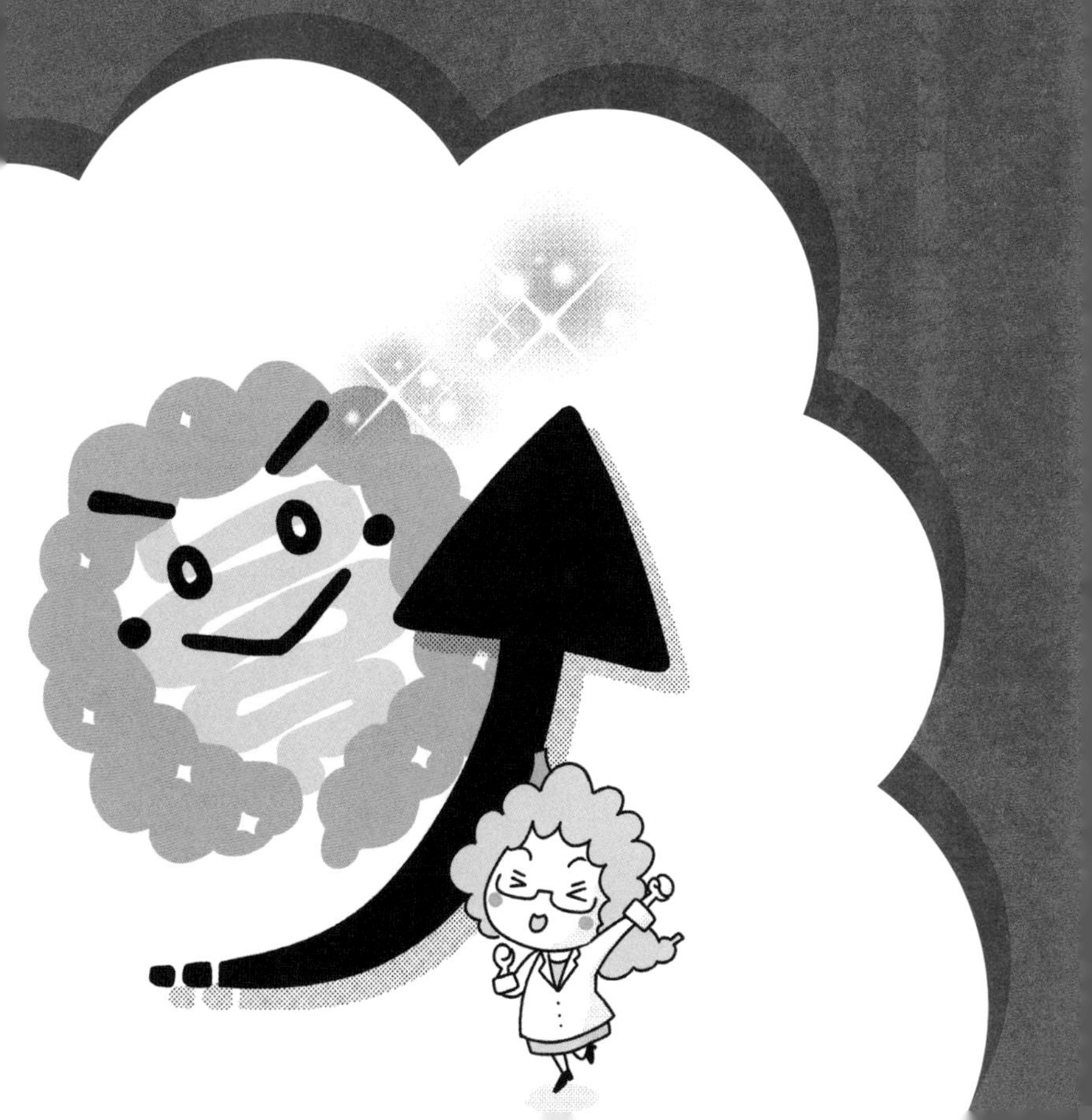

1 健康・美容・仕事・人間関係に止まらない！ 運気も上がる

そもそもなぜ宿便を出さないといけないのか。それは、ウンを出して運気を運ぶ。つまり運行するためです‼

宿便を出すことで、あなたの未来を腸♡Ｈａｐｐｙに運行し、人生の目的を明確にしていきます。

小腸ヨガと運気がなぜ関係するのでしょうか。

「腹の虫」や「腸（はらわた）が煮えくり返る」などのことわざにもあるように、私たちの思考や感情の元は腸にあります。

腸に未消化物を溜めず、常にきれいにして整えると、腸が必要だと判断した栄養素がしっかり身体中に送られて、血液がきれいになります。

血液がきれいになると腸の裏側にある動脈、静脈やリンパ管、神経の働きも良くなり、体温が上がります。すると自律神経も整うので、朝晩日中の体温調整のスイッチの切り替えがはっきりして、第2チャクラがある丹田（おへそから指4本分くらい下の部分）が冷えなくなります。

チャクラとは、サンスクリット語で「回る」という意味があり、自身の気の通り道、エネルギーの出し入れポイントのことを指します。

人間には、尾てい骨から頭頂まで、7つのチャクラがあります。第1チャクラ（尾てい骨）、第2チャクラ（丹田）、第3チャクラ（みぞおち）、第4チャクラ（胸の中心）、第5チャクラ（のど）、第6チャクラ（眉間）、第7チャクラ（頭頂部）、が身体の中心部で一直線につながっています。

それぞれのポイントがしっかり開いていることで、エネルギーの出し入れができると言われています。

その中でも第2チャクラである丹田の部分は、「魂と肉体をつなぐ」という役割がある重要な部分です。

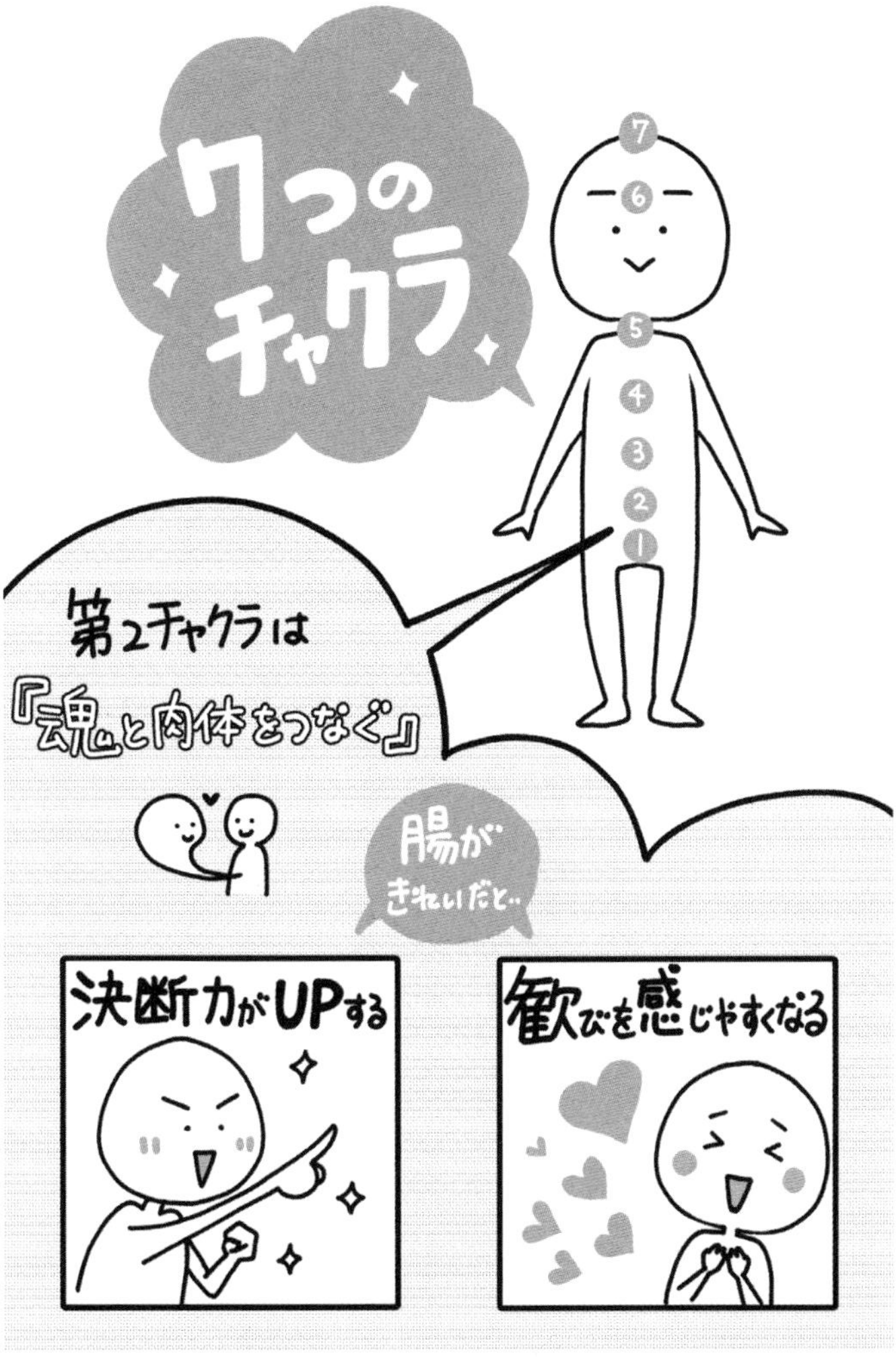
7つのチャクラ
7
6
5
4
3
2
1
第2チャクラは
『魂と肉体をつなぐ』
腸がきれいだと…
決断力がUPする
歓びを感じやすくなる

宿便にまみれ、腸から肛門までが汚れた状態だと、腸は本来の動きができません。自律神経が乱れ、体温の調整もうまくいかず、深部温度も下がってしまい、第2チャクラが閉じてしまいます。

宿便という不要なものがなくなると、腸は本来のパフォーマンス力を発揮します。身体の中の毒素が常に排出される状態を自らの意思を持って自立して行えるようになります。

常に未消化物を溜めないようにしていくことで、「出して入れる」という「回る」流れを止めずに過ごすことはとても重要なことです。

つまり腸をきれいにすることは、気の流れを良くして、エネルギーの出し入れがしやすくなることにつながります。

特に丹田の部分は、決断力にも関係する場所です。閃《ひらめ》きや直感力が発揮されやすくなります。

そして感情に直結している部分なので、自分の心が歓《よろこ》ぶ（喜びよりもグレードが高い、歓喜）ことがわかり、歓びを心から感じて人生を楽しむことができます。

チャクラの回る状態を良好にすることは、精神と肉体のエネルギーを満ち足りた状態にしていくことにつながります。

サロンを訪れ、小腸ヨガを体験された方の多くは、行動力が上がり、新たな挑戦をして人生の運を掴んでいきます。

腸をきれいにしてチャクラの車輪が回りだすと、自分の軸が見つかり、その役割を認めることができるようにもなるのです。

魂と身体をつなぐポイントを整えると、「私は何のために生まれてきたのか」が明確になっていきます。

腸を整えると、人生が変わります。

② 正しい位置に腸がないっ!?

あなたは自分の小腸、大腸がどこにあるのかご存じですか?
腸の健康が注目されているにも関わらず、自分の身体のどこに腸があるのかさえわからない方が多いのが現実……。

まずは一緒に、腸の位置を確認していきましょう。

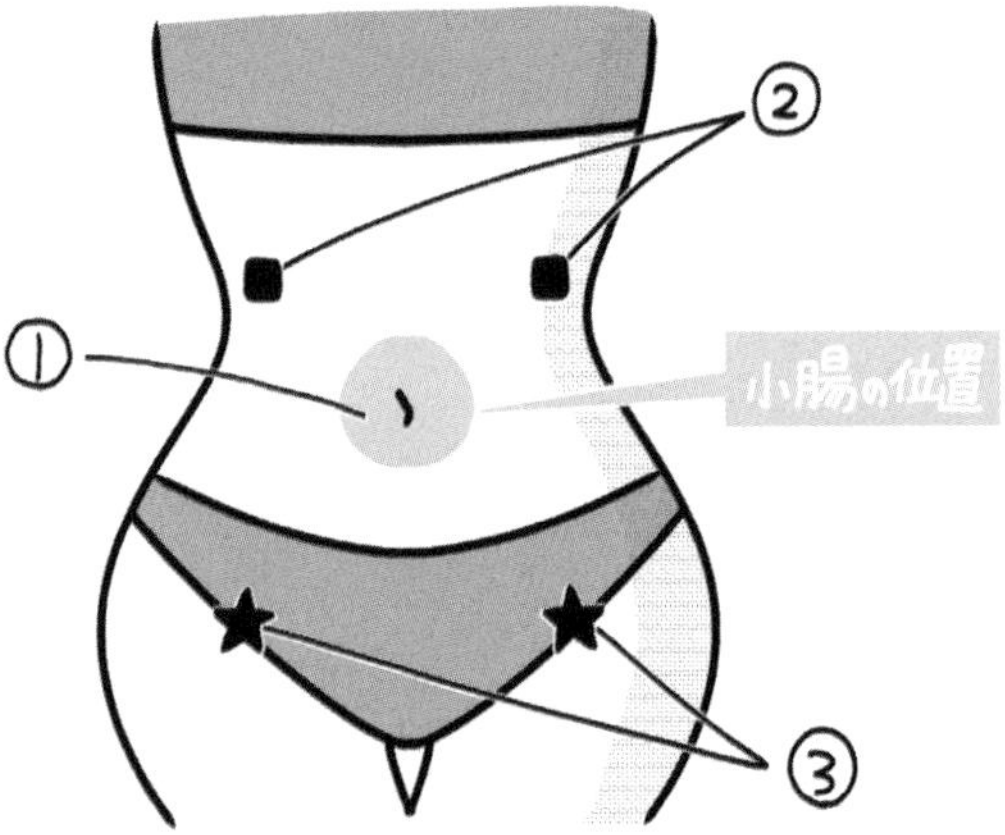

①自分のおへその位置
②左右の肋骨の下
③左右の足の付け根

おへそから直径2㎝周辺までの中に、あなたの「小腸」があります。小腸は引き伸ばすと約6～7mの長い臓器です。面積で言うとテニスコート1面分と言われます。ちなみに全身を覆っている皮膚の表面積は畳1枚分です。私たちのお腹の中には、ものすごい広さの臓器が隠れているのです。

小腸はお腹の表側だけにあるのではなく、複雑に曲がりくねった状態で、お腹の中から背中の方にまで収まっています。


ここで、７ｍ近くある小腸が正しく身体の中に収まっているのかをチェックする方法をご紹介します。

まずはご自身のおへそを見てください。縦にきれいなアルファベットの『Ｉ』のような形になっているのが理想的です。おへその形が横向きに長い方、アルファベットの『Ｕ』をひっくり返したような歪な形になっている方、下腹だけが出ている方は、小腸の位置がずれている可能性が高いです。

腸の位置がずれていると、どんな問題があるのでしょうか。これは何気ない腸からのメッセージなのです。

腸の位置がずれることが問題なのではなく、腸の位置がずれてしまう原因を知ることが大切です。

主な原因は、腸の中に溜まっている未消化物である「宿便」です。毎日1回の排泄では、未消化物の排出は追い付かず、宿便が溜まってしまいます。排泄されないまま何十年も放置されているために、2足歩行の人間の腸はその宿便の重みに耐え切れずに下垂してしまうのです。

次に大腸の位置を確認してみましょう。

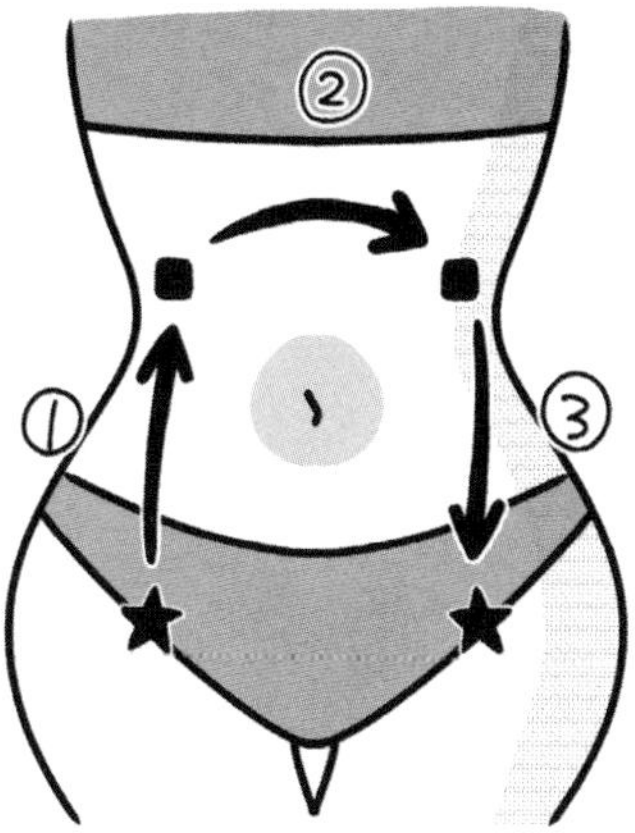

①〜③まで手で撫でてみてくださ い。

①右の足の付け根から右の肋骨の下まで
②右の肋骨の下から左の肋骨の下まで
③左の肋骨の下から左の足の付け根まで

小腸の左右両側と上下方を、約1・6mの長さの大腸が額縁のように囲んでいます。胃↓小腸↓大腸（今ここ）↓肛門と上から下につながっています。基本的には時計回りに排泄を促していくので、大腸は小腸から続く右下腹部あたりからはじまり、右肋骨の下腹部に上がってそのまま左肋骨の下腹部までつながっていて、ここから下に下がり、左下腹部までに位置します。

お腹がぽっこり出ている方は、胃や腸がむくんでいるため押されて肋骨も上がっています。

ご自分の小腸、大腸の位置はわかりましたでしょうか。

腸は私たちを理解して、常にあるべき姿を語りかけ続けてくれています。

親のように危険から身を守ってくれる存在であり、パートナーのようにいつも一緒に寄り添ってくれる存在です。

まずはパートナーである腸のことを知り、腸が送ってくれるメッセージに耳を傾け、私たちを守ってくれる存在である腸に意識を向けていきましょう。

腸は意志を持っています。そして人それぞれ、腸の性格は違います。

あなたの腸はどんな風貌でしょうか、どんな性格なのでしょう。ぜひ一度想像してみてください。

③チョウ簡単な腸活方法

腸は私たちにとって、親のように危険から身を守ってくれる存在であり、パートナーのようにいつも一緒に寄り添ってくれる存在です。

腸に元気がなくなれば、私たちは生きていくうえで痛みや不快な思いが増えてしまいます。酷い場合には生命に危険が及び、苦しみが多い人生につながってしまうことになるのです。

私たちも少しずつ、腸という大切なパートナーに対して理解を示していきましょう。

ご自身の腸の位置を確認したら、腸が元気に動けるようにセルフケアをしていきましょう。

セルフケアの方法の代表例が「腸活」です。皆さんが腸活と聞いて思い浮かべるのは、主に腸内細菌という言葉や発酵食品などの食べ物に関してではないでしょうか。

実際、私のサロンに来られる方も納豆やヨーグルトを毎日食べて「腸活しています」と話される方が多くいらっしゃいます。

けれども、腸の状態は思わしくなく、便秘や下痢、胃腸の不快感を抱えたままの方が多いのです。

日本人がおこなっている腸活第1位は「ヨーグルトを食べること」です。ところが、ヨーグルトの効果効能を理解している方は約1割。残りの9割の方は、効果を知らずにヨーグルトを食べ続けています。

「TVで良いと言っていたから」

「みんながやっているから」

などと、他からの情報を鵜呑みにしている方に「実際に効果があったのか？」

と聞くと、

「わからない」
「効果が実感できない」

という意見が多いそうです。

腸活の目的は、免疫力を高めるため。身体に有害なものと戦う力を高めるために、腸内細菌の数や種類を増やすことが必要です。

しかし、実は発酵食品を食べるよりも、もっと簡単な腸活があります。

それが、【笑うこと】です。

「腸活と言えば食べ物でしょ！」
「笑うことが本当に腸の健康と関係があるの？」

そんな声が聞こえてきそうですが、効果があるという研究結果が出ています。

私たちの身体の中には、がん細胞をも殺してしまう「ＮＫ細胞（ナチュラル・キラー細胞）」が全身を巡っています。

脳が身体に悪いものだと判断しきれずに、誤って侵入させてしまった有毒なウイルスや細菌が多く集まる場所が腸です。ＮＫ細胞は、ウイルスや細菌といつでも戦えるように、全体の約７割が腸管に集まっています。これらを撃退してくれるNK細胞を活性化させることは大変重要です。

NK細胞は自律神経の影響を受けます。宿主である私たちが、リラックス状態だとNK細胞が活性化し、逆に緊張や興奮が続く状態であると元気を失いパワーが落ちてしまうことがわかっています。

NK細胞の働きを活性化させるために大切なことは、私たち自身がご機嫌な状態でいること。

そのために笑うことが重要であり、身体に良いものを食べるよりも効果的な腸活なのです。

笑うこと以外にも、鼻歌でもいいので好きな歌を歌うこと、友人や家族と楽しく会話をすることなども同様の効果があります。

1日のうち100分間、副交感神経優位で過ごす時間が持てると、NK細胞は活性化すると言われています。

笑うことは誰でも簡単にできる健康法です。ここで読者の皆さんに、運動もできる！　笑顔も作れる！　誰でも簡単に始められる「ながらできる腸♡Happy体操」をご紹介します。

運動もできる！

笑顔も作れる！

ながらできる腸♡Happy体操

普段から心がけよう

4・7・8呼吸法

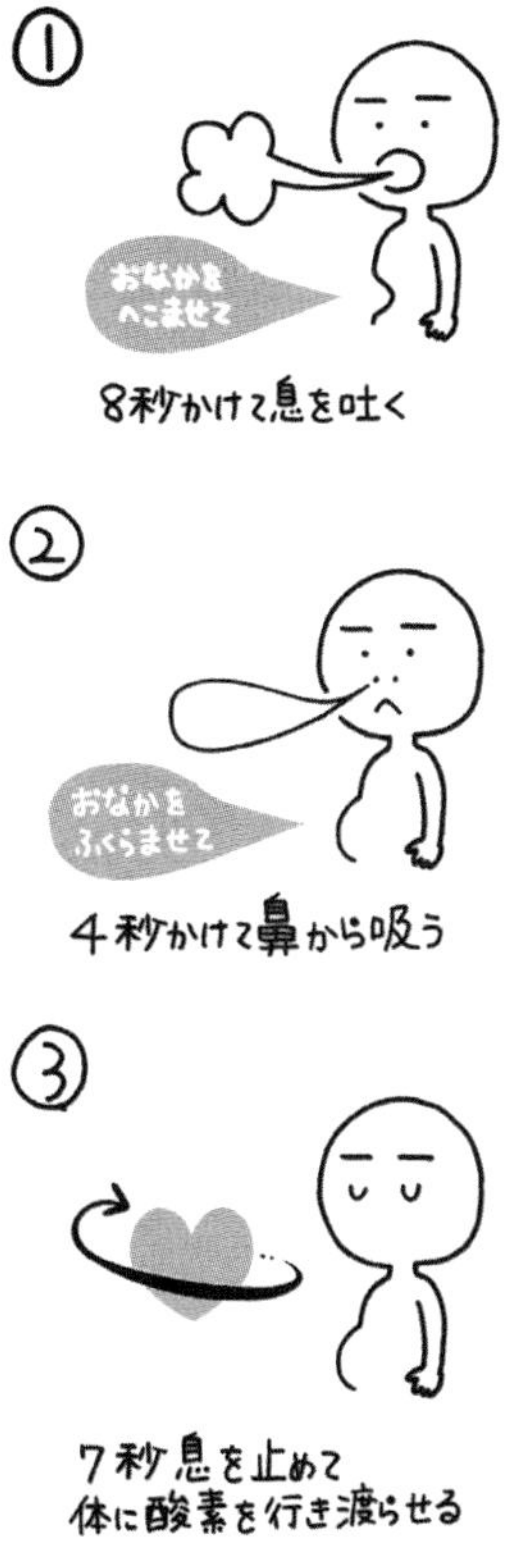
①
おなかをへこませて
8秒かけて息を吐く
②
おなかをふくらませて
4秒かけて鼻から吸う
③
7秒息を止めて
体に酸素を行き渡らせる

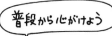

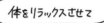

体をリラックスさせて

全身ブランコ

①

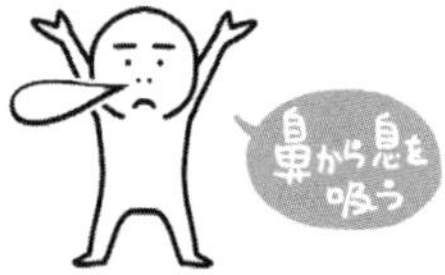
鼻から息を吸う

足は肩幅に開き
バンザイする

②

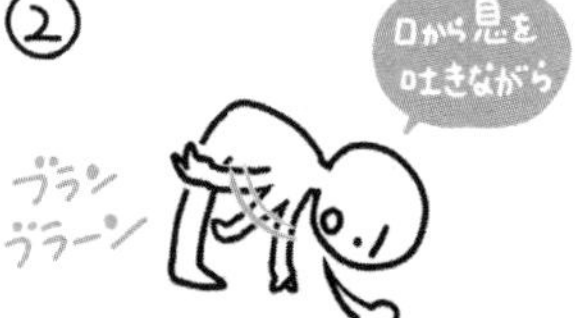
口から息を吐きながら
ブラン
ブラーン

前屈して後ろに腕を振る

③

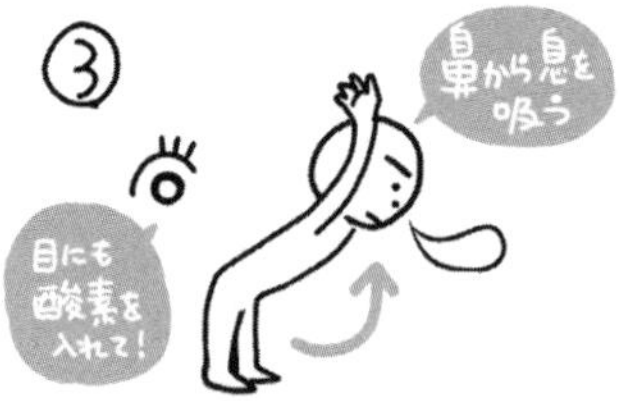
鼻から息を吸う
目にも酸素を入れて!

体を起こしながら
上に腕を振り上げる

美姿勢にもつながる!

横隔膜の上下運動

①

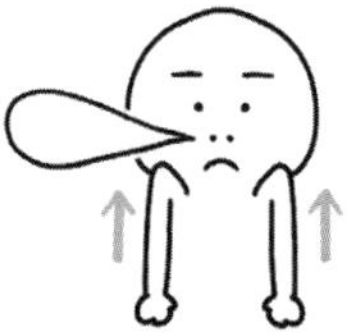

鼻から息を吸い
肩を上げる

②

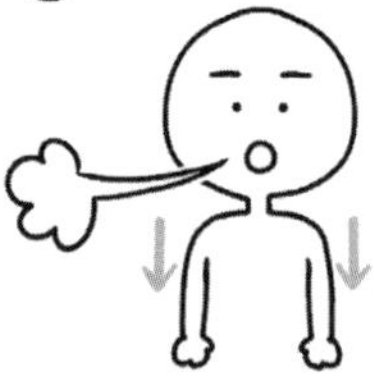

口から長く息を吐き
肩をストーンと落とす

腸の働きをよくする

おなべマッサージ

①

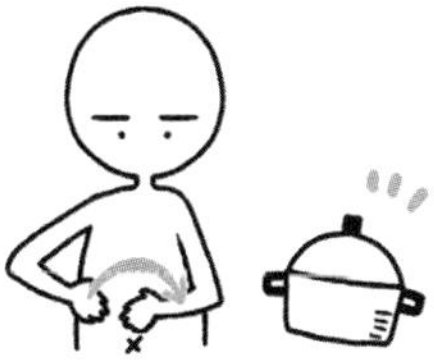

おなべのフタをイメージしながら、おへその上あたりを右から左に流すようにさする

②

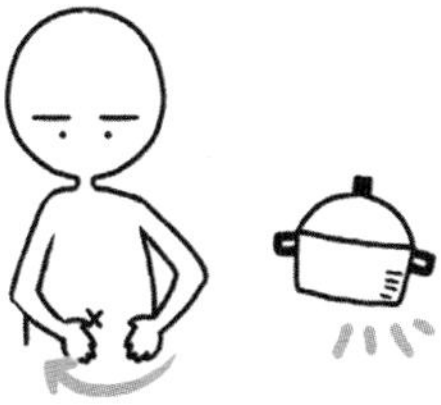

おなべのフタをイメージしながら、下腹あたりを左から右にさする

消化力UP!

唾液腺スイッチON!

※ツボを押す時は、口から息を吐きながら

①

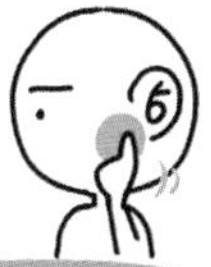

耳下腺マッサージ

耳の前下方を中指の腹で押す

②

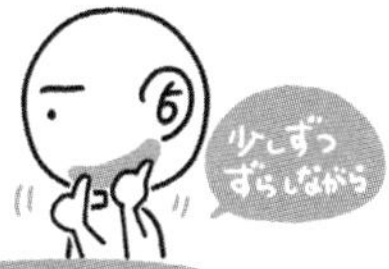

顎下腺マッサージ

耳の下から顎の下まで親指の腹で押す

③

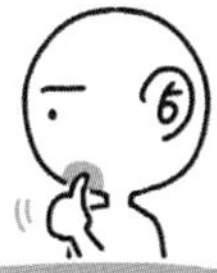

舌下腺マッサージ

顎の真下を親指で押す

冷え改善にも！

仙骨マッサージ

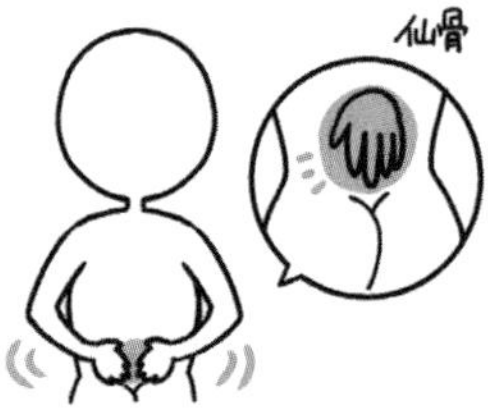
仙骨

お尻の割れ目の1番上に指先を下にして手を当てた時手の平で包まれているあたりが仙骨
ここをマッサージする

睡眠効果も！

丹田マッサージ

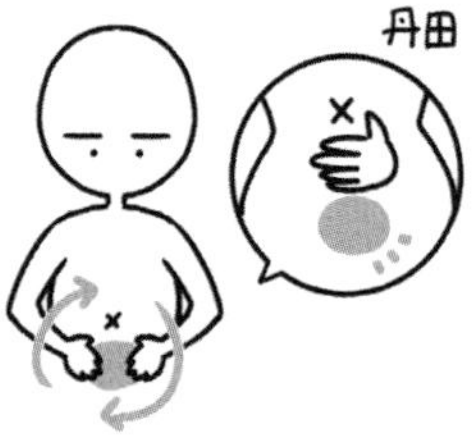
丹田

おへそから指4本分下あたりを時計回りにゆっくりマッサージする

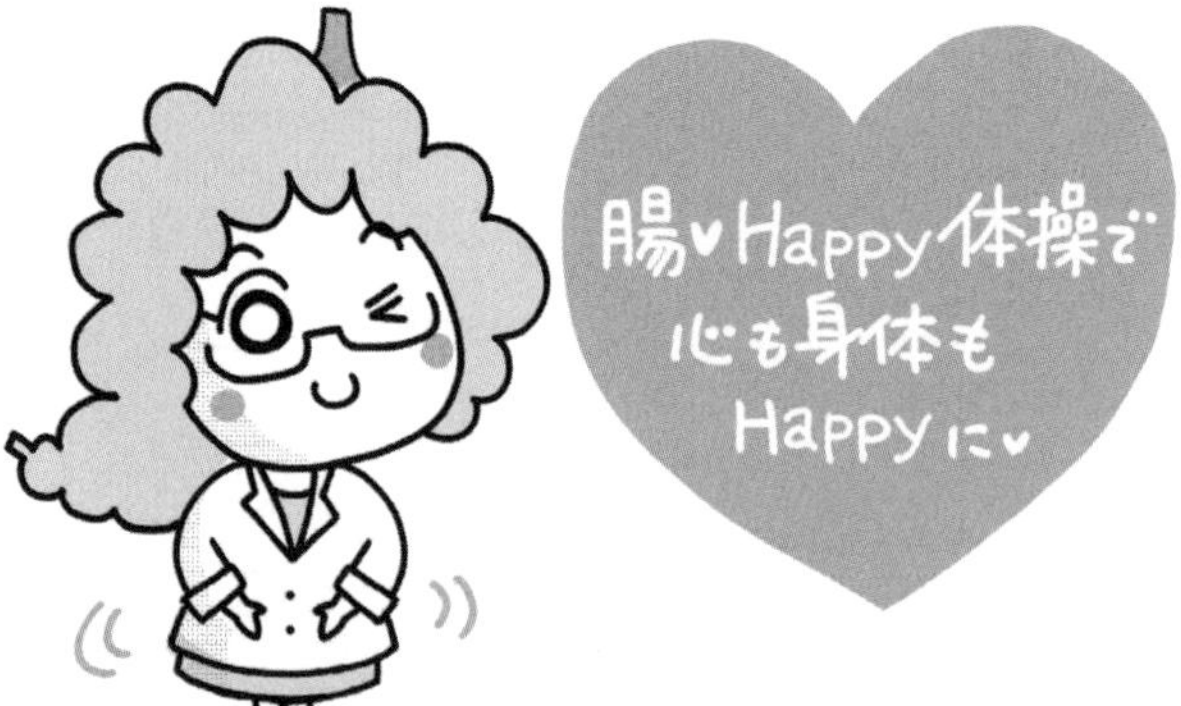
腸♥Happy体操で
心も身体も
Happyに♥

第5章

COLUMN 5

『何度も救急車で運ばれた私は…宿便排出で救われた！』

さみしがりやでプライドの高い腸を持つ、40代女性のエステティシャンの方の例です。

便秘・下痢、人間関係のトラブル、彼氏が何年もいない、物事を決めるのに迷ってしまうなど、多くの悩みを抱えていらっしゃいました。

施術開始当時、小腸の奥の方に大きな塊（宿便）があり全体的に大腸のむくみが強い状態でした。

横行結腸（大腸が額縁のように小腸を囲んでいるうちの、ウエストの右から左の横に位置する）が胃や他の臓器を押して圧迫しているため、胃の付近は硬く、動きを阻害してしまっています。

お話を伺うと、胃や腹部の急激な痛みで、年に何度か救急車で病院に運ばれることがあるとのこと。

また、みぞおち付近の第3チャクラが硬く閉じているため、常に人の評価が気になる、自分を愛せない、他人を信じられないなどの感情が湧きやすい状況です。

実力と世間の評価との落差に落胆し、泣きたい気持ちが怒りに変わって、宿便の塊となってしまっていました。

自分の気持ちを優先できずに、人の目を気にして行動してしまうので、「わたしを認めて」と本当は褒めて評価してほしいだけということに気付けていないのです。そうなると、他人の評価優先となり、自分を愛せない、信じられないという負の連鎖が起こってしまいます。

サロンでの施術の結果、小腸の宿便を排泄させることで排便の状態が改善されました。

毎日良い便が出るようになり、それ以来、救急車とのご縁はなくなっています。

この方は、食事の摂り方も改善していきました。バスの中で食事を摂るような雑な食べ方をやめる。腸にとってダメージの強い小麦や、白砂糖などを含む手軽に食べられるものをやめる。食物繊維を含むものを食べるように心がける。

本来、腸の環境作りのために良い食事は他にももちろんありますが、その方の生活スタイルやリズムに合わせて、諦めないで続けていけるように調整することが最も重要です。

また、職場で食事を摂る際に、他人の目を気にして咀嚼不足であることが、腹部の張りの原因の一つであるとお伝えしました。しっかり噛んで食事の時間を大切にすると、排便の回数が増え、ご自身でも身体に合っていない、不調の原因となる食事や量がわかるようになってきました。

以前は、胃腸がしんどくなるとわかっていても、無理をして食べてしまっていましたが、自分の体調を重視して、食べられない時は食べない選択ができるようになりました。

食事のコントロールができるようになってきた頃には、第3チャクラの付近が軟らかくなりました。横行結腸の異常なむくみは解消し、下着のアンダーが緩くなりだしました。

サロンでの施術中、自身のエステサロンの集客の悩みをよく吐露されていましたが、小腸ヨガを受けた帰りには、駅や電車の中などで毎回のようにエステの予約が入るようになったそうです。

最初は気のせいかと思われたそうですが、6回連続で予約が入ったとのことです。毎回のように『腸♡すごい』と帰りの道中で嬉しいご報告をくださいました。

数年ぶりに彼氏もできて、苦しみが多かった時からずいぶんと変化されていいます。大きかった宿便の塊はだいぶ減りましたが、小腸は長いので根底のところには頑固にまだ残っています。これが排泄されたらもっと大きな変化を感じていただけるでしょう。

凝り固まった宿便を崩して、どんどん外に出していくと、腸は本来のパフォーマンスを発揮し始めます。自信が湧いてきて、身体と心が一致して動けるようになります。すると、チャクラが循環して回りだし、いいエネルギーを取り込める。いわゆる引き寄せの法則が働き出します。

出せば入る。

これからも宿便をしっかり出し続け、運気を上げて、腸♡Ｈａｐｐｙに過ごしていただきたいです。

第6章

腸はあなたの一番の理解者

① 腸は全てを知っている！

腸の大切さは何となくわかったけど……腸が全てを知っているなんて！

そう思われた方もいらっしゃると思います。

今から、皆さんをロマンあふれる「腸」の世界にお連れします。

私たちは、この世に１４００兆分の１というすごい確率で誕生して今、生きています。

お母さんのお腹の中に宿ってから、人の形になるまでの間に、初めてできる身体の部分は何だと思われますか?

このことを講座などで質問すると「心臓」や「脳」といった答えが返ってきます。

正解は……ご期待にお応えして「腸」です。

意外と思われる方も多いのではないでしょうか。心臓や脳がないと、私たちは生きていけないと思いがちです。けれども、実は先に腸ができてから私たちの命ははじまるのです。

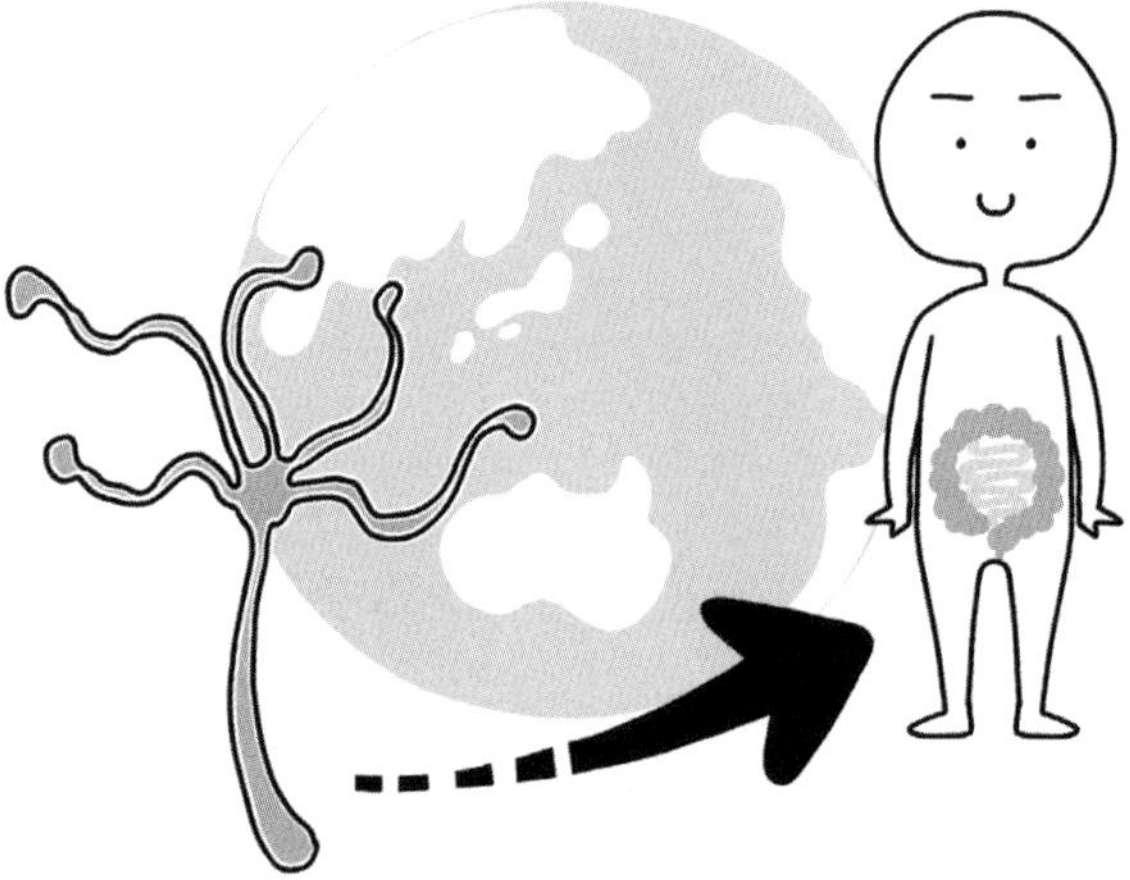

順を追って説明します。お母さんのお腹に命が宿って、妊娠7週目くらいから最初に作られる身体の部分が腸です。そこから伸びて、口と肛門ができます。

腸は進化の歴史の中で一番古い臓器です。

約10億年前に多細胞生物という、いわゆるヒドラのような腔腸《こうちょう》動物が誕生した頃から「腸」の歴史ははじまっています。そしてこの腔腸動物こそが、私たちの先祖なのです。

腔腸動物とは入口である「口」と消化器官、出口である「肛門」、そして触角だけのシンプルな構造をしています。全身が腸であり、口から食べ物を送り込み、その口が排泄物を出すための肛門の役割も担っています。

この頃から腸は司令塔となり、入ってきた内容物をセンサー細胞で科学的に認識する力を持っていました。

腸は近くの細胞や神経に内容物があることを知らせて、信号を受け取った神経や細胞がその周囲に情報を伝える。そして腸の中に入ってきたものに応じた分解、吸収を行います。脳がなくても、心臓がなくても10億年前からその判断と実行ができた臓器が「腸」なのです。

さらに、腸の働きや基本的な構造は、いくら生体が進化してもほとんど変わっていません。

10億年もの時を超えて、私たちの身体にその頃の腸の働きがそのまま残っています。

ここから魚類、両生類、爬虫類、鳥類、哺乳類と進化し、人類が誕生したと言われています。

植物は太陽の光からエネルギーを作り出す「光合成」ができますが、動物は他の生物のエネルギーを奪って生きる「消化」という方向へ進化を遂げました。だから、最初に作らなければならない、生きるために絶対に必要な臓器が「腸」だったのです。

そして驚くことに、腸にも舌と同様の味覚センサーがあるのです。酸味や苦み、甘さや辛さを感じる部分が「小腸」なのです。

進化した私たちの消化器官は、口から肛門までを伸ばしたら約9ｍの一本の管となるまでに成長しました。この2つの穴で栄養を入れて出すという行為を毎日繰り返しています。

脳ができたのは、実は他の臓器ができてからずっと後のことなのです。私たちの先祖である腔腸動物から進化して、腸の背側に脊髄の原型が発達していき、その先端が膨らんで脳は初めてできました。

ヒドラから進化して、触角の代わりに手足ができた私たち人間は、先祖の代よりも多くの食べ物を獲得できるようになりました。口と肛門の役割を一手に担っていた部分が、もっと効率良く獲物を獲得しようとして進化した結果、脳になったのです。

つまり、脳の元は「腸の入口」だったのです。

腸の姿のまま今でも生きている動物が存在します。例えば、クラゲやイソギンチャクです。それらは脳がなくても腸だけで生きています。しかし、腸がなく脳だけで生きている生物は今も昔も存在しません。腸がない動物は存在しないのです。

例えば、脳が機能しなくなってしまったとしても、腸は勝手に自身の意思を持って動き続けます。麻酔がかかっていて意識がなくても、点滴などによって栄養素が体内に取り込まれると、消化吸収するように腸が命令を出します。消化液を分泌し、毒性のものが入ってきた時にはそれを排出させ、胃酸が強くなったらアルカリ性に中和する膵液《すいえき》を出すのです。

腸は脳の働きに関わらず、テキパキ自分の力で動いています。

この働きは、皆さんが重要だと思っている脳や心臓にはできない技なのです。

そして腸の働きを意識されている方は少ないと思いますが、生きている間、腸が休憩する時間は全くありません。

腸は10億年も昔から存在し、私たちの記憶、意識より先に誕生し、私たちの命が尽きてもしばらく動いているくらい強い臓器です。

普段から腸はいつも身体に侵入するウイルスや病原体といった外敵を迎え撃ち、私たちを守ってくれています。

私たちのパートナーであり、親のような存在でもある唯一無二の大切な臓器なのです。

2 まだまだすごいぞ小腸の働き!!

腸はいつも、私たちを外敵から守ってくれています。私たちが眠っている間も、一瞬も休むことなく働き続け、私たちにいろいろなサインを送ってくれています。

私のサロンに来院された働き盛りの男性は、下痢や腹痛などの症状が頻繁に起こることに悩みを抱えていました。

あまりに頻繁に起こるため、生活の中の意識が全てそちらにとられて仕事に集中できないとのこと。電車にも乗れず車で移動しているが、どうにか現状から早く抜け出したいと焦っていらっしゃいました。

ご本人は腸の不調だと悩んでいらっしゃいましたが、実は下痢や腹痛は、その方を助けるための腸からのサインだったのです。

「現状から早く抜け出したい」という心の焦りは、目の前の仕事や職場の人間関係に振り回されている現実から、その方を守るためにトイレへ逃してくれていたのです。

さまざまな症状が起こる背景には、必ず理由があります。そして一見すると不快な症状は、実は腸からのサインであることを理解すれば、必ず解決への道は開かれます。

その方の場合、トラブルに巻き込まれるのではなく、その場から離れることが必要だったのです。

腸はいつも私たちのことを見守ってくれています。

まさに、身体の中にいるスーパーヒーロー！

もう少しだけ、カッコいい腸のお話にお付き合いください。

胃から送り込まれた食べ物は、胃液と混ざってどろどろの状態となり、小腸の中で消化されて活動エネルギーとなります。

つまり、いくら良い食べ物を口に入れたとしても、消化吸収作業ができなければば、私たちはたちまちエネルギー切れとなり、健康を維持して動き回ることが難しくなります。

同時に小腸には、外部から侵入してきた細菌やウイルスを、パイエル板という免疫細胞に誘導して処理するというシステムが備わっています。小腸はいつもバクテリアなどの身体に有害な細菌と戦い、腸管から敵が血液中へ侵入することを防いでくれているのです。

そしてここで大切になるのが腸内細菌です。腸の中には1000種類以上の細菌が合計100兆個以上存在していると言われています。

善玉菌、悪玉菌、そして、どちらか多いほうの菌の味方につく日和見《ひよりみ》菌のバランスを保ちながら、私たちの身体が危険にさらされないように有害なウイルスや細菌を撃退してくれているのです。臓器の中で、圧倒的に細菌の数が多い場所が腸であり、多くの細菌と共生できる臓器は腸以外にはありません。

つまり小腸は、腸内細菌を宿した身体の「防御システムの要」なのです。

小腸は身体にとって有害なものを直ちに排除する方法を知っていて、感染症にかからないように脳に命令を出します。

その反応の一つが嘔吐であり、食中毒がその例です。

一見とても苦しい症状ですが、そのまま腸がウイルスを見過ごしてしまうと生命に危険が及ぶなど大事に至る場合もあります。だからこそ、有害物質を見つけたらすぐに外に出すように身体に危険信号を送るのです。

ウイルスの危険を察知するアンテナの力を強くするためには、腸内細菌の種類が豊富であることが重要です。腸内細菌の種類が少なく、数が減少して悪玉菌が多い状態になると、アンテナは弱くなってしまいます。

腸を大切にする上でのポイントは、「きれいなお部屋作り」をすることです。腸内細菌が居心地良く穏やかな状態のバランスでいられるように、食べることにフォーカスするのではなく、いらないものを外に出すことを意識するべきです。何かをプラスするのではなく、マイナスすることを考えて、腸を清潔で軽い状態に保つことが重要です。

腸内環境が悪化すると血液が汚れ、その血液を解毒するために汚れた血液は肝臓へと送られます。すると肝臓の負担が増え、食欲不振、嘔気嘔吐、全身倦怠感、発熱などの症状に見舞われます。

さらに、身体の中に毒素を持ち続けると身体に炎症が起こります。風邪を引く、感染症にかかる、口内炎ができる、生活習慣病になるなど、これら全て身体の炎症です。炎症を抑えるために圧倒的な効果を示すものが排便による排毒です。便の量が多いということは、それだけ身体のデトックスもできている証です。けれども近年、日本人の排便量は戦後の半分になっています。若年層はもっと便の量が減少傾向にあるとデータに出ていますので、年々生活習慣病の若年化が進んでしまっているのも頷けます。

さらにお伝えすると、小腸の消化液分泌機能は年齢とともに衰え、善玉菌の減少や有害物質を発生させる悪玉菌が増える傾向にあります。腸内環境作りは早めにしておきましょう。

❸ 心は身体のどこにある⁉

私たち人間は感情を持つ生き物です。感情とは、物事に感じて起こる気持ちであり、見るものや触れるもの、耳にするものなど、自分という存在の外側からの刺激によって引き起こされます。

では、私たちが外の世界と触れ合って起こる感情は、いったいどこで生まれるものなのでしょうか。

その答えのヒントとなるのが次の慣用句です。

腹が立つ、腹黒い、太っ腹、腹をくくる、腹を割って話す、断腸の思い……など、心や感情、人の本音を表現している言葉に「腹」という文字が使われます。

心は身体のどこにある？　感情はどこから生まれる？

その答えは「脳」であると考える方が多いと思いますが、「腹」なのです。そして、実はこの「腹」とは「腸」のことを示すのです。

サロンに来られた経営者の方が、こんな話をされていました。

「私は、何十年も色んな商いをしてきたけれど、何かを決断する時には、いつも腹に聞いて動いてきた。そしてその通りに動くと、必ずいい方向に進んできた」

私は長年の経験から、小腸もみのサロンの施術で患者様のお腹を触ると、その方の性格やこれまでの人生の中で溜まった感情や思いなどがわかってしまいます。この方の腸は、ブレない芯がある優しく誇りを持った腸でした。

もしかすると、私たちの意識より、腹（腸）の決めたことの方が確かなのかもしれません。私たちの仕事とは、腸がしっかりパフォーマンス力を発揮できるように、ご機嫌を良くしてあげることなのでしょう。

腸は自分で考え、意思を持って動く臓器です。腸は全てとつながっています。腸は全てを知っています。

「確かに、腹に聞いた通りの行動をすると、腑に落ちますもんね」と、その経営者の方と一緒に笑ったことを今でも覚えています。

10億年も前から存在し、動物全てが備え持つ腸。腸は私たちの命そのもの。

あなたは、腸のことをどれだけ知っているでしょうか。腸の気持ちを理解しながら生活をしていますか。

もしかすると、腸からの呼びかけを無視して、気が付いていないところでたくさんメッセージを見落としているのかもしれません。

④ 腸の声を聴かないと〝おブス〟になる

腸は私たちの一番の理解者です。そして毎日、私たちにたくさんのメッセージを送ってくれています。

身体に有害な毒素が入ってきたと察知すると、小腸は下部にある大腸に、いち早く毒素を便として外に出すよう指示します。これが下痢なのです。

そして小腸の上部にある胃にも危険が及んでいると、迷走神経を介して脳の中枢神経に毒素を排出するよう指令を出します。これが嘔吐です。

どうでしょうか。日頃、下痢をした時に、「小腸が毒素を出して、私たちの身体を守ってくれたんだ」と考えたことがあるでしょうか。

悪いものを食べて嘔吐をした時に、「小腸が危険を察知してわざわざ脳に指令を出して、毒素から身を守ってくれたんだ」と感謝したことはあるでしょうか。

このような、脳に命令を出せる臓器は唯一「小腸」だけなのです。脳は危険を察知しきれずに、口の中から毒素を体内に入れてしまうことがあります。そういった時に出る症状、下痢や嘔吐は一見、私たちにとってはしんどい症状です。けれども、毒素をそのまま放置することになれば、命の危機にさらされます。身体の異常は腸からのサインなのです。

また、ケガなど特別な事情がないのに身体に痛みが出る、皮膚症状や発熱、咳や鼻水が出る、朝起きられない、憂鬱な気分になるなど、不快な症状が出た経験はないでしょうか。これらは身体の中に毒素が多くなり、炎症度合いが高くなっているという腸からのダイレクトメッセージです。

「今すぐ改善してください」という腸からの忠告であり、冷静に身体の症状と向き合うことが必要になります。

けれども、改善が必要となってからでは時既に遅し。では、私たちは、腸の声をどのように受け取ればよいのでしょうか。

オススメの方法が「観便」です。文字通り「自分の便を観察すること」です。

（※第2章で詳しく観便の判断基準や対応方法を載せていますので、是非ご自分の便の状態を確認してみてください）

私たちの健康は、口から入れたものを肛門から出すというサイクルで成り立っています。人の身体はこのサイクルが乱れると支障が出るというシンプルな構造です。いくら良い食べ物を食べても、腸が汚れていて炎症度合いが強ければ毒が勝ってしまいます。きれいな部屋にいい絵画を飾ると映えますが、汚いゴミだらけの部屋に高級な絵画を飾っても、安物のゴミにしか見えないのです。

医学の父と呼ばれるヒポクラテスの言葉に『人間のからだには１００人の名医がいる』という言葉があります。

身体の中の名医がたくさん存在する場所が「腸」なのです。

あなたの身体の中には自然治癒力という１００人の名医がいつも味方をしてく

れていて、さまざまなサインを出しながら良い方向に導こうとしています。自然治癒力を上げるには免疫力が必要です。免疫とは、体内の炎症を修復し、異物や不要物の処理・排除をして、健康な身体を保つ仕組みのことです。その免疫力の大半の役割を担っているのが『小腸』であり『大腸』なのです。

腸管には、およそ70%の免疫細胞が集まっています。さまざまなものを消化吸収していく際に異物の侵入を防ぎ、有害となる食事などを摂った時でも、アレルギー反応を起こさないように過剰な免疫反応を抑えるというすごい調整をおこなっています。

腸を良い状態に保つということは、免疫力の向上につながります。逆に腸内環境が悪くなると免疫力が下がり、ウイルスにも弱くなってしまうのです。

あらゆる疾患やアレルギー、風邪や感染症においても体内の炎症が起こっていると考えられます。その原因は、異物や不要物の処理ができていないからであるとも考えられます。もともと身体にいる100人の名医を自身の味方にするのか、名医が辛くなって匙《さじ》を投げて去ってしまう身体にするのかは私たち次第です。

「自然治癒なんて身体が勝手にやってくれるだろう」などと傲慢な考えでは名医も力尽きてしまい、いつか大きな代償を支払うことになります。

私が介護保険を利用する方たちの支援を長年おこなってきた中で、最も腸内環境を悪化させていた方のお話です。

その方はもともと鬱傾向にあり、スナック菓子やパンなどすぐに食べられるものがやめられずにいました。野菜は嫌いでほとんど食べず、周囲の方々に説得されて市販の野菜ジュースを飲む程度でした。運動や外出も嫌いで便秘が続き、腸内環境は良くありません。

周りのお膳立てであらゆる手を尽くし一度は便秘も改善するのですが、ご本人は外出したり運動するチャンスには目もくれず、結局毎日自宅から出ず、大好きなパソコンゲームをしながら購入してもらったお菓子ばかりを食べ続けていました。さらに家族がお菓子を買わないと怒り出すのです。

運動を全くしない生活を続け、筋力も当然衰え、自分では起き上がれないくらいお腹が出てきました。ところが、検査をしても全く異常なし。

それでも異常なくらいお腹だけが出ていて、肩こりや腰痛を発端として身体の硬さを招き、ついに自由に動くことが本当にできなくなってしまいました。

私は腸を大切にしない状態の人をたくさん見てきました。
人の身体は食べるものでできています。
腸を労らない生活は、自分の人生を大切にしないということです。

腸がおブスになると、身体もチョウおブスになるのです。
小腸、大腸はそのカギを握る大切な臓器なのです。

あなたの〝おブス〟は腸のせい。

今は腸おブスでも、腸の中の不要なゴミを出していけばあなたの中に眠っている宝物が見つかり、誰もが自分だけのシンデレラストーリーを歩めるのです。

一緒にどんどん腸の中のゴミ出しをして腸♡Happyになりましょう！　次のハッピーエンドの主役はあなたです！

COLUMN 6

忙しすぎる反動!? マイペースなのんびり腸

お仕事が忙しく毎日通勤で朝も早いので睡眠は4時間程度で常に寝不足。ストレス発散にアルコールの摂取が日常という患者様がいらっしゃいました。

交感神経優位な時間が長すぎるため、腸が自分で肘枕をして横向きでテレビを見ているように伸びて疲れていました。この方が腸を気遣うことは一切ないので、腸も知恵を使ってマイペースに過ごしている印象でした。

この方は他者にいつも気配りを細かくしていて、お子さんや周りの人のために、休みの日も絶えず動き回っています。

そんな宿主を見て、「おーい。ちょっとは休んでよ」と腸は声をかけますが一向に届きません。

実は、腸内に溜まった宿便が壁となり、忙しくて身体のことを労る意思のない宿主には腸の声が聞こえない状態となってしまっていたのです。だから腸は宿主に代わって自らリラックスする術を見つけ、マイペースに動いているのです。

自分で腸を簡単にマッサージする方法、お水の摂取についてなどをアドバイスした結果、この方も身体を労る気持ちが出てきて生活の改善を行うことができました。すると伸びていた腸に弾力、柔軟性が出てきました。

自分の身体を健康な状態に維持するためには、生活習慣を改善する。暴飲暴食を繰り返すなど、身体に悪いとわかっていながら続けている習慣があれば、今すぐおさらばしてください。

悪い生活習慣を繰り返した挙句に、後はお願いねと腸に無茶ぶりをしていることになるからです。

腸が働きやすくなるように私たちも協力することが、身体中を毒素でいっぱいにしない秘訣です。

おわりに

小腸ヨガで腸♡Happyに

私は過去に、疾患により苦しんでいる方の姿、泣いておられるご家族の姿、そして多くの方の死もたくさん見てきました。命があることはついあたりまえのように思ってしまうのですが、一瞬先は本当にわからないことを何度も実感しました。その中で一緒に併走し横で見ていて、支援者である私もたくさん悔しい思いをしてきました。

少しのずれで人は健康を害してしまう。「この方は、本当は苦しまないで済んでいたかもしれない」と思うことがたくさんありました。

だからこそ、当たり前ではない今の自身の身体や腸のことにより興味を持つ方が増え、自分にもっと目を向けていく方が増え、自分を腹の底から理解し※「アキラメル（明らかに認める）」ことができたら人の幸福度につながると考えています。そして、「有る」ことが「難しい」と書く『自分の存在、有難い』という考えになったら最高だと思っています。

人は一生の呼吸回数が決まっているように、やはり無理のあることを続けると早く故障が起きます。そして私たちは一人ひとりがすごい確率で誕生した貴重な命であることを最後まで活かし切って、この身体（器）を、人生を終える時に丁寧にお返しすることが、受け継がれる命にも勇気を与えることになるのだという

※個性心理學より引用

おわりに

思いで、この本を書きました。

小腸ヨガは10人いたら、10人にオススメできるツールです。私にも孫がいますが、今の時代小さい子どもさんにも『排毒』はキーワードになりますので、胸を張って勧めることができます。この行を今まさに読んでくださっているあなたも、是非この本からもいいとこ取りして、できることから試してみてください。呼吸と同じで、口から食べ物を入れることよりも出すことが先。小腸から整えると、心と身体がしっかりつながっているのだということを理解していただけると思います。

仕事や育児、さまざまな要因でトイレに行くのを我慢する方が多いのですが、自身の身体や、排泄全てが当たり前ではない。腸が休む間もなくあなたのために働いて一生懸命出口まで導いた結果なのです。

ですから人生のタイミングと同じで、トイレに行くタイミングは逃してはいけないのです。排毒してスッキリした状態でいると感謝する気持ちが出てきて、腸がいつも自身の味方をしてくれているという感覚が生まれてきます。

味方でいてくれるペットがいつもお腹にいるような意識を持てると、幸福度が上がる方を増やせると考えています。

人は、本当に些細なことで変わります。矢印の方向性が決まれば、悩みや不快な症状はあっさり解消され、倖せになれるのだと思います。

私もそれを経験したそのうちの一人ですから。

おわりに

悩みの多くは自身との向き合い方、人間関係に対してです。私たち人間が生きるということは、微生物との共存。腸内細菌から学ぶことは多く、腸のコンディションが良好であると、私たちがご機嫌でいられることは間違いありません。自身や家族の排便の状況を観察して自分に必要な改善をしていくことで体調が良くなり、腸のトラブルが少しでも減ると体調を気にせず行きたいところに行くことが可能になり、やりたいことが叶えられます。身体がスッキリするといつもスッキリした思考でいられるので、歓びも増えて周りに不思議と良い出来事が増えます。今、何かで悩んでいる方も自分の身体、特に小腸の持つ力を信じてあきらめないでください。

出口のないトンネルはないと言われるように、私たちは一本の管ですから、必ず出口が見えてきます。出口に行くのに塞いでいるもの、宿便を出してあげるために、食生活だけではなく日常生活のあらゆる場面で今日、今できることからはじめていきましょう。

10億年も前から生き続けている頼もしい小腸、そして大腸と仲良くするのです。振り返った時には、苦しみが嘘だったかのように浄化されていきます。今の精神的負担も、身体の不調も笑って話せる日がきっと来ます。現在日本でもあらゆるサプリメントなどが普及し、健康意識の高い方が増えています。しかし、まだ浅い知識で情報過多の中、自身の身体に合わない健康法を行っていることで、不腸から脱出できない腸活難民が増えていることも現状であると言えると思います。

おわりに

まず、食べ物や栄養を入れることばかりがクローズアップされますが、生きることはいかにいいものを出すか、が大切で、丁寧に出す身体を作ることが、良いものが入ってくることにつながるのだと考えております。

食べる時は『いただきます』、食べ終わったら『ご馳走様』と言うのに、排泄の時には何も言わない、思わない方が多いのです。

小腸、大腸は私たちが生きている時間より先に生まれ、私たちの命が終わった後にもしばらく動いている臓器です。口からいただきますと入れたものが、その長い消化器官の中で色んなことを乗り越え、出口に出るのですから、排泄物に何か声をかけても良いのではないでしょうか。

私が声をかけるとしたら、ありきたりですが、やはり『ありがとう』でしょうか。

例えばあなたなら排泄物になんと声をかけますか？

『　　　　　　　　　　　　』

是非あなたの中で浮かんだ言葉をカッコに入れて、排泄物に実際に言ってみてください！

自分の身体の中で分解、消化、吸収がうまくできないと、どれだけ良いものを摂取したとしても、栄養素を生きるためのエネルギーにはできません。息も、吐かないと新しい酸素は吸えない。良いものを吸収して生きるエネルギーを生むには、腸も先に毒を出すことが大切なのです。

おわりに

100歳になってもお酒を楽しんでいるおばあちゃんになりたい！　読者の皆さんもそうなろう！

生物や動物の寿命を考えた時に、猫や犬が15年前後だとしたら、人間は本来は放っておいたら120年生きることができる生き物だと言われています。私は高齢になっても働いて、大好きなアルコールを大好きな人たちと楽しみ、若者から『あのばあちゃんスゲー』と言われたいのです。

倖せに生きる姿をたくさん見せて、あんな楽しそうだったら、年取るのも悪くないかな、と思ってもらえたらと思います。

その身体作りをするためにやはり『小腸』を整えて出せる身体を作ることが大切だと思いました。

その昔、私たちの先祖は木に実った果実などを食べていましたが、気候変動で土に落ちたものしかなくなった時に自然発酵は生まれました。自然に腐ったものを食べなければいけなくなりました。その発酵した食べ物を試しに食べたことから、脳内にドーパミンという快楽物質が出て気持ちの良い酔った状態のとりこになりました。

それ以降、人と人をつなぐコミュニケーションツールにまでして、発酵物、つまりアルコールを造ることを自ら行うようになったのです。

私も高齢になるその頃にはきっと、自分で発酵させて自身の身体に合ったお酒を造っていると思います。楽しい飲み会にご一緒して若者に希望を与えていただける方、是非しっかり出せる身体作りのために、小腸ヨガを一緒にやりましょう。

おわりに

皆様の人生が腸♡Ｈａｐｐｙでありますように。全力で信じて、これからも腸能力開発機構は邁進してまいりたいと思います。

最後に、このような機会を与えてくださった鴨頭嘉人様、鴨ブックスの皆さま、東京カモガシラランドの皆さま、書店の皆さま、そしてこの本を手に取ってくださった皆さまに心より感謝申し上げます。

小腸ヨガで日本の幸福度を世界ＮＯ．１にする。

原田理恵子

参考文献

『チャイナ・スタディー 葬られた「第二のマクガバン報告」』T・コリン・キャンベル，トーマス・M・キャンベル他著（グスコー出版）
『動物キャラナビ［お仕事編］』弦本將裕著（集英社）
『動物キャラナビ［バイブル］』弦本將裕著（集英社）
『動物キャラナビ 決定版：隠された本質もわかる人間のトリセツ』弦本將裕著（日本文芸社）

原田 理恵子（はらだ りえこ）

小腸もみサロン
小腸ヨガサロン Kr ＊ pa【クリパー】代表
株式会社 腸能力開発機構　代表

2002年頃に医療介護の現場やボランティアに参加。活動を通し『排泄ができなくなったら命取りになる』という出来事を経験する。14年に、がん哲学外来メディカルカフェの活動を開始し、予防ケアの必要性を強く感じたことから、腸のスペシャリストを目指すようになる。17年より、小腸ヨガサロン Kr ＊ pa【クリパー】代表として小腸もみサロンの運営やセラピスト育成事業、食セミナー、オンライン講座と多岐にわたって活動をしている。

21年8月には株式会社 腸能力開発機構を設立し法人化。SDGs事業、各企業や行政関連、学校での講演会活動を精力的にこなしている。これまで腸と向き合ってきた回数は延べ1万回以上。

『腸活』を追求し、日本の古き良き時代を風の時代に転換させ、さまざまな社会問題を解消していけるような取り組みを目指している。

あなたの“おブス”は腸のせい

小腸ヨガで腸♡Happyに生きよう！

2023年2月22日　初版発行
2023年2月23日　第2刷発行

著者　原田 理恵子
発行者　鴨頭 嘉人
発行所　株式会社 鴨ブックス
〒170-0013　東京都豊島区東池袋3-2-4 共栄ビル7階
電話：03-6912-8383　FAX：03-6745-9418
e-mail：info@kamogashira.com

イラスト　きょこ
デザイン　松田喬史（Isshiki）
校正　株式会社 ぷれす
印刷・製本　株式会社 光邦

ISBN978-4-910616-05-6